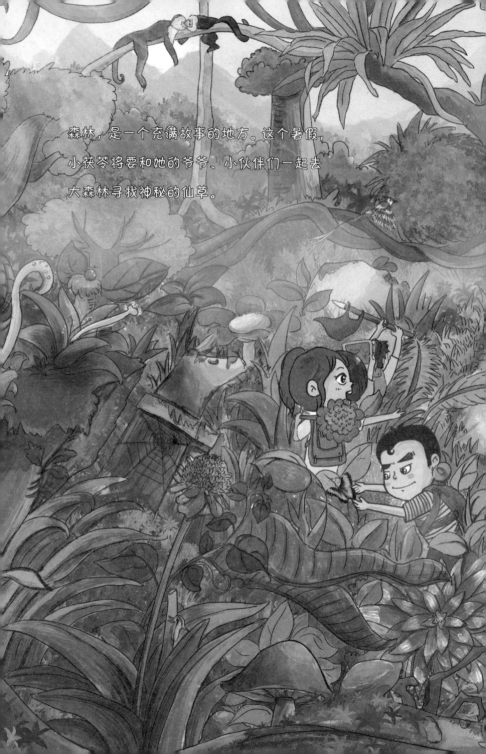

森林，是一个充满故事的地方。这个暑假，
小荻苓将雯和她的爷爷、小伙伴们一起去
大森林寻找神秘的仙草。

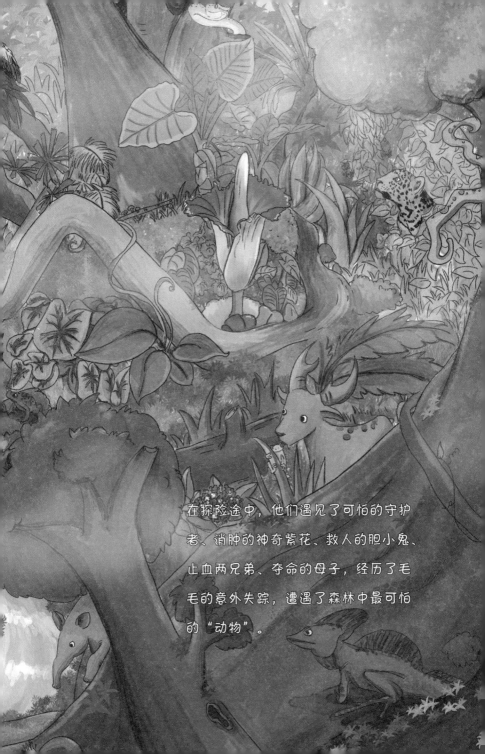

在探险途中，他们遇见了可怕的守护者、消肿的神奇紫花、救人的胆小鬼、止血两兄弟、夺命的母子，经历了毛毛的意外失踪，遭遇了森林中最可怕的"动物"。

他们能否成功地救出毛毛？

能否打败最可怕的"动物"？

能否找到向往中的神秘仙草？

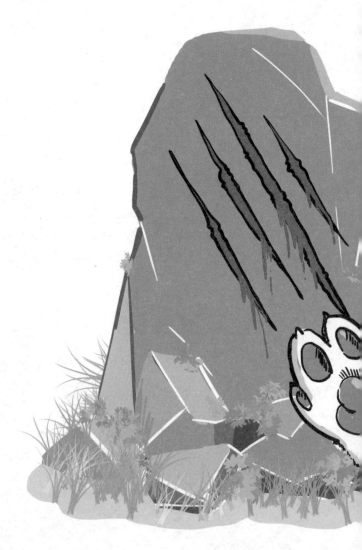

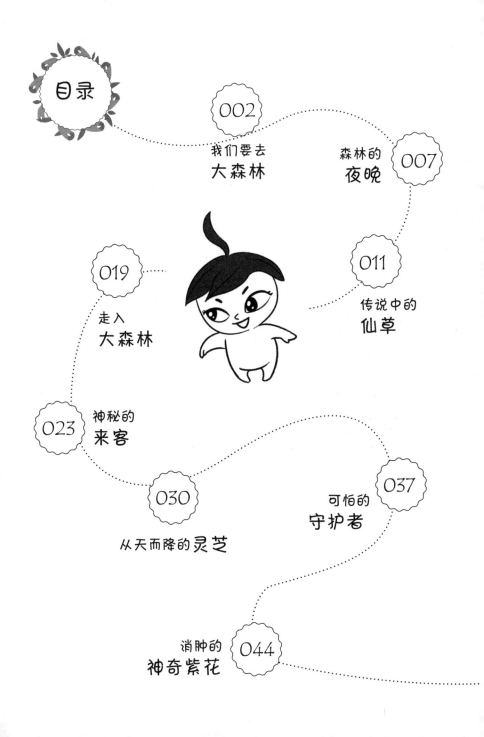

目录

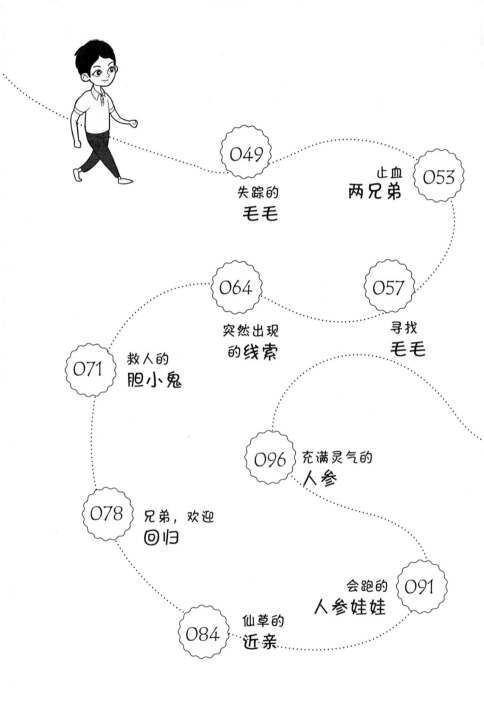

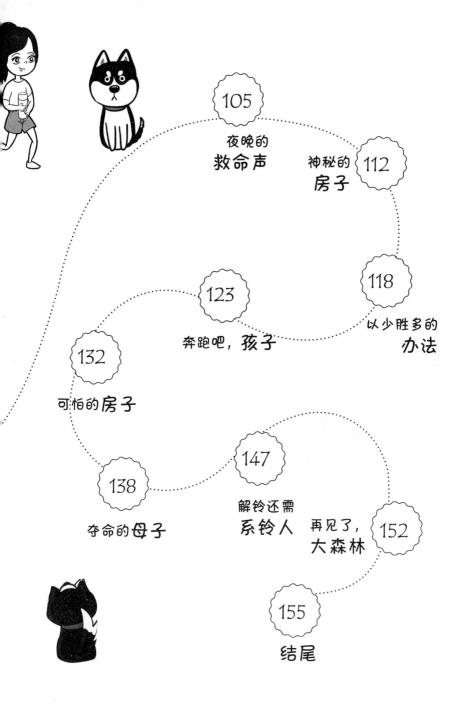

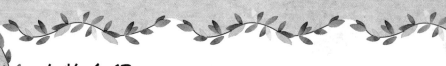

人物介绍

小茯苓

爸爸是位中医大夫,给她起了个名字——小茯苓,希望她能像松树旁的一团灵气。小茯苓从小就与别人不一样,她的小脑袋里充满了各种稀奇古怪的想法,总是做着与众不同的事情。在小伙伴心目中:她是个标准的女汉子,路见不平,拔刀相助,但有点小粗心,也有些小急躁。

林夏夏

毛毛口中的"大小姐",大家心中的乖乖女,胆子小,身体弱,刚开始探险时,总会出一些让人担忧的状况。这样一个文静胆小的女孩子,能跟随小伙伴们完成探险任务吗?

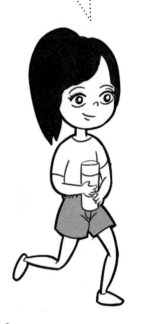

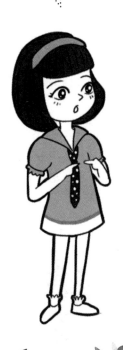

田小七

小茯苓心中的偶像，高高的帅小伙，爱帮助别人，幽默风趣，知识渊博。虽然看起来很自信，但害怕失败，不敢挑战新事物，只愿意做那些有把握的事情，小茯苓能改变他吗？

毛毛

小伙伴心目中标准的调皮孩子，自认为是个学渣，但好奇心强。在探险的过程中，他既领悟到知识的神奇魅力，也状况百出，面对强悍自己多倍的敌人，他能否化险为夷呢？

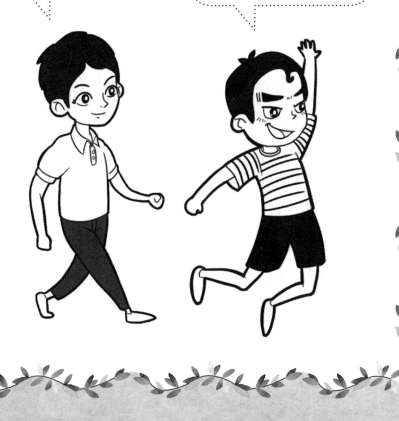

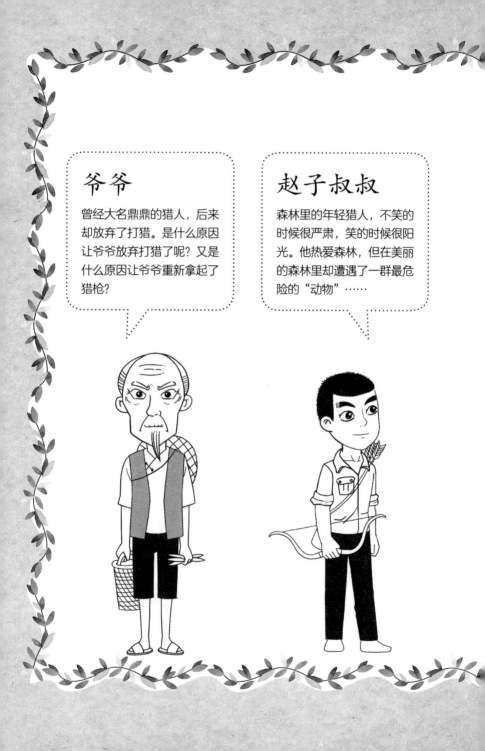

爷爷

曾经大名鼎鼎的猎人，后来却放弃了打猎。是什么原因让爷爷放弃打猎了呢？又是什么原因让爷爷重新拿起了猎枪？

赵子叔叔

森林里的年轻猎人，不笑的时候很严肃，笑的时候很阳光。他热爱森林，但在美丽的森林里却遭遇了一群最危险的"动物"……

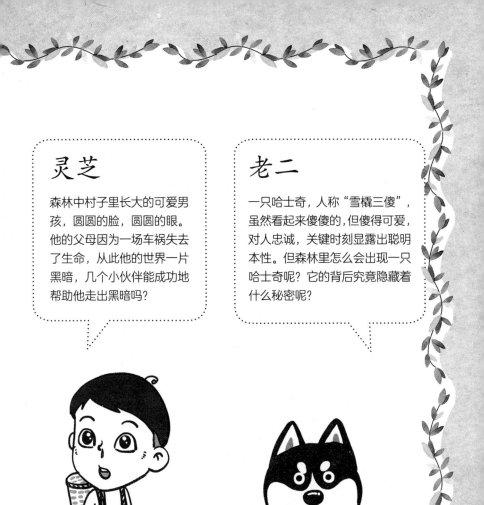

灵芝

森林中村子里长大的可爱男孩，圆圆的脸，圆圆的眼。他的父母因为一场车祸失去了生命，从此他的世界一片黑暗，几个小伙伴能成功地帮助他走出黑暗吗？

老二

一只哈士奇，人称"雪橇三傻"，虽然看起来傻傻的，但傻得可爱，对人忠诚，关键时刻显露出聪明本性。但森林里怎么会出现一只哈士奇呢？它的背后究竟隐藏着什么秘密呢？

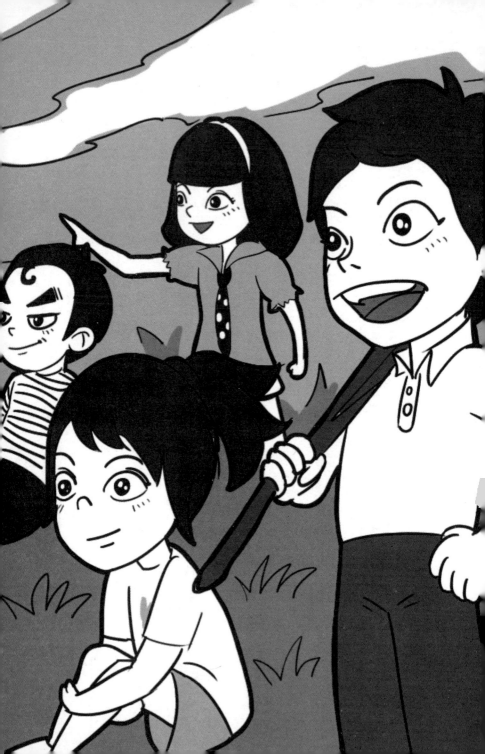

今年暑假，小茯苓相当快乐！

第一个福利，经妈妈恩准，可以不用上各种辅导班和补习班！小茯苓不喜欢辅导班，一个连着一个，夺走了她最宝贵的周末，她最大的愿望就是像爸爸妈妈小时候一样，自由地长大。

还有更令人高兴的，小茯苓长这么大，还是第一次回爷爷家，听爸爸说爷爷住在一个大森林里。小茯苓天生喜欢看各种冒险故事，常用一句时髦的话形容自己：血管里流着不安分的血液。小茯苓总把自己想象成各种冒险故事里的主人公，希望自己能经历一次真正的探险。而森林正是一个充满故事的地方，可能真得会发生一些意外的故事呢！

想到这里，小茯苓不知不觉地笑了，思绪也飞到了几天前的学校。

我们要去大森林

小茯苓考完了试，在教室里和小伙伴们快乐地分享着自己要回爷爷家的喜讯。

"往年暑假，我畅游在题海中，过的是寂寞！"小茯苓故意一皱眉头。"但是，今年暑假，我要去爷爷家，爷爷家在一个原始大森林里，里面有很多野生动物，像老虎、狮子、豹子、狼，等等，还有很多珍稀的植物，都是咱们书本上见不到的呢。我要去过一种不一样的生活，我要去探险！"

"是不是像冒险故事中的主人公那样横穿大森林？"毛毛兴奋起来。

"嗯，是的。"小茯苓快乐地回答着。

她故意扬起声调，是为了吸引一个人的注意，这个人叫田小七，是班里的学霸，知识渊博，还爱帮助人，长得也很帅，总之在小茯苓心目中——很完美！

小茯苓终于达到了目的，田小七听到了他们热火朝天的聊天，被吸引了过来。

"小茯苓，咱们国家的森林里好像没有狮子，狼也不多见，所以你见到的可能性不大呀。"田小七笑着说。

"啊！这个……"小茯苓感到很不好意思。

田小七看到小茯苓难为情的表情，连忙岔开了话题："你爷爷住在森林里？"

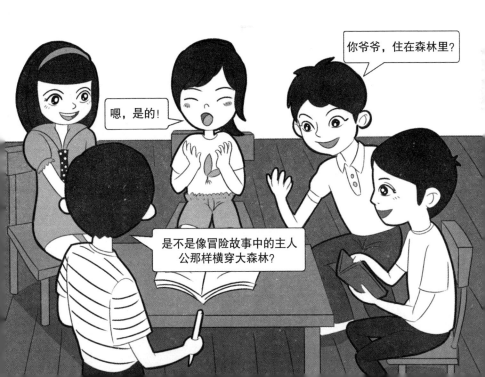

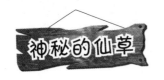

"嗯，是的，我爷爷一直住在森林里，他是个很有名的猎人！今年暑假，我要去爷爷家，跟他一起去打猎，或许还能在森林里探险呢！"小茯苓顿了一下，故作不经意地问，"我爸担心我一个人孤单，想让我带几个同学一起去玩。"

看到田小七脸上流露出向往的表情，小茯苓很开心。

"啊！探险，带我去！"毛毛喊起来，他是个调皮的小孩，上课睡觉，下课捣乱，根本不入小茯苓的法眼。

"我想去！"班长刘宇叫起来，他的号召力很强，很多同学围了过来，顿时炸开了锅。"我也想去！""我要去！"

"我妈妈想让我上辅导班，不一定让我去呢，可我太想去了。"林夏夏叹了口气。在小茯苓的眼里，林夏夏可是个娇气、胆小的女孩。

小茯苓想出一个办法："这样吧，你们回家跟爸爸妈妈商量一下，谁能说服他们，就跟我一起去。这，是咱们森林探险的第一关。"

小伙伴们纷纷暗自盘算，自己究竟有几分说服父母的把握。

最后，让小茯苓意外的是，小伙伴田小七、林夏夏、毛毛经过软磨硬泡、死缠烂打，让他们的家长勉强同意了，通过第一关，可以跟着小茯苓一起去爷爷家。

对于这个结果，小茯苓不是特别满意，因为她不太喜欢林夏夏和毛毛，她觉得林夏夏整天娇滴滴的，上次看到一只塑料做的蛇，就被吓哭了，真没意思。小茯苓也弄不明白像林夏夏这种娇小姐，她的父母怎么会同意呢！

至于毛毛呢，那么调皮，总是捣蛋，学习也不好，也被小茯苓打入了黑名单。

但重要的是，田小七也去一起探险，他那么博学，什么都懂！想起要和那个帅帅的学霸一起开启森林探险，小茯苓心里美滋滋的。

盼星星，盼月亮，终于盼到了出发的那一天，小茯苓和小伙伴们坐了一天的火车，然后坐了六个小时的长途汽车，最后爷爷驾着马车来接的小茯苓和小伙伴。

马车！小茯苓兴奋地跳起来，要知道，坐马车可是件非常值得在同学中炫耀的事。

就这样，小茯苓和小伙伴乘着马车来到了爷爷家——一个坐落在森林里的小木屋。

匆匆吃完晚饭，毛毛就迫不及待地跑出去玩，但马上他又飞快地冲回了屋子，脸上带着惊恐的表情。

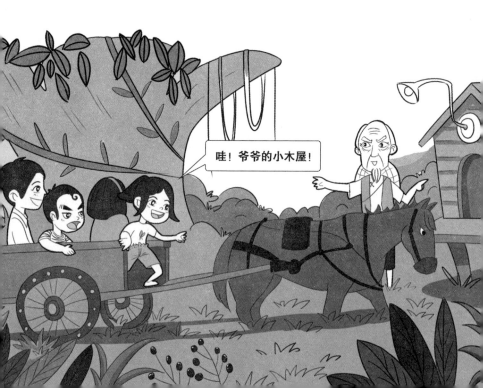

森林的夜晚

"邱爷爷！邱爷爷！"毛毛一声接一声地喊着。

"怎么了？娃娃！"爷爷不解的问。

毛毛气喘吁吁地说："这，这天上怎么会冒出这么多的星星呀！今天是什么日子？"

"傻孩子，星星一直在天上啊，不是冒出来的。"爷爷望着这个城里来的小孩说。

"咱们那边有污染，所以看不到。这边没有污染，所以你看到了本来就在天上的星星。"田小七笑着给毛毛解释。

啊！这么漂亮的星星居然一直在天上，可是平时却看不到，毛毛觉得有些郁闷。

"走吧，咱们去看星星。"田小七拉着毛毛出去了，不让他郁闷了。

爷爷烧了一堆篝火，把孩子们叫了过来："孩子们，虽然是暑假，但森林的夜晚寒气重，过来烤烤火吧。"

大家围着火堆坐下，只有林夏夏没坐下。她站在一边，脸色很不好看，捂着肚子。

"怎么了？闺女。"爷爷关心地问林夏夏。

"她犯病了！"毛毛也捂着肚子，做了个鬼脸。

"犯什么病？"爷爷不明白。

"公主病！"毛毛笑嘻嘻地调侃林夏夏，但没人接他的话，大家都很关心林夏夏。

"爷爷，我肚子特别疼！"林夏夏的眉头皱了起来。

"吃坏东西了？拉肚子吗？吐了吗？"爷爷很担心地问。

"没拉肚子，也没吐，就是肚子疼。我没吃什么东西，只是刚才口渴，喝了很多山泉水。"林夏夏疼得更厉害了，她身子蜷缩起来，用手揉着肚子。

"是的，爷爷，山泉水又凉又甜，我们都喝了很多!"田小七也想起来了。

"哦，闺女，你等一会!"爷爷说完，快步回了木屋。

不一会，爷爷就端着一碗汤出来了，这碗汤红澄澄的，

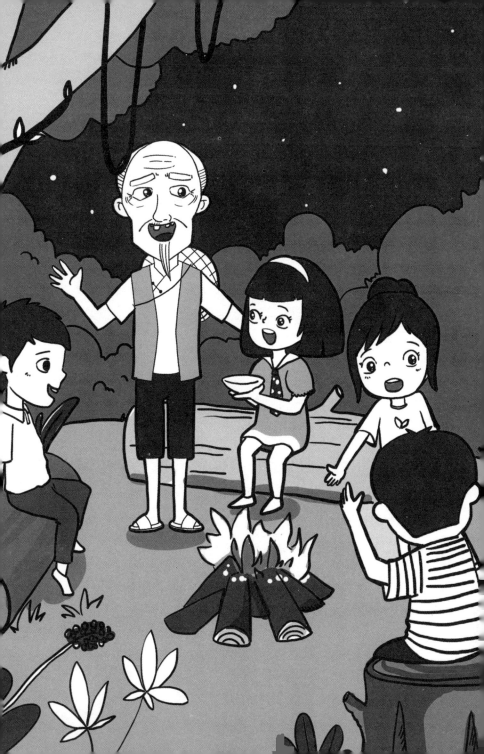

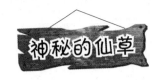

冒着热气，散发着香气，"闺女，喝了它，肚子就好了。"

林夏夏刚想问这是什么，但是她好像被这碗汤吸引了，低头尝了尝，甜甜的，带一点辣味，不难喝，于是一口气喝完了。

过了一会，林夏夏觉得肚子好多了。但尴尬的是，她开始不断地放屁，但随着放屁，她的肚子感觉越来越舒服，也慢慢不疼了。

毛毛坐在林夏夏旁边，突然闻到一股熟悉的臭味，他夸张地跳起来："邱爷爷呀！你这是牺牲了我的嗅觉，来治疗林大小姐的病啊！您给她喝的什么秘方呀？效果这么显著!"

爷爷被毛毛夸张的表演逗笑了，"很普通，生姜红糖水。她喝了凉的山泉水，所以肚子疼。我给她喝了热的生姜红糖水，就能帮她把寒气散掉，所以她肚子就不疼了。"

"爷爷，为什么我们都喝了山泉水，我们肚子都不疼，只有夏夏肚子疼呢？"小茯苓好奇地问。

"每个人情况不一样啊。"爷爷笑了，"就像你们四个人，不但身体情况都不一样，而且性格也不一样啊。"

传说中的仙草

　　篝火烧得越来越旺，把爷爷的脸映得红红的。小茯苓想爷爷在这住了这么久，一定遇到过很多好玩的故事。

　　"爷爷，您在森林里住了一辈子，是不是遇到过很多好玩的故事啊?"小茯苓好奇地问。

　　"很多很多!"爷爷看着自己的孙女说。

　　"爷爷，您给我们讲一个吧!"田小七期待地说。

　　"讲一个!""讲一个!"小伙伴们纷纷支持。

　　"好，好，我给你们讲一个。"爷爷看着四个小家伙笑了起来。

　　"很久很久以前，咱们山里有一个孝顺的孩子，他爸爸在他很小的时候就去世了，他妈妈为了养活他，到处揽活挣钱，身体过度劳累，

落下了病根。"

"这个孝子听说山里有一种仙草，可以治愈妈妈的病。这个孝子就到山里找药，找啊找啊，找了好几天，都没找到。一天，孝子正在找仙草的时候，一个胖娃娃跑出来，说：'哥哥，你陪我玩会儿吧。'孝子哪有心情陪他玩呢，不理他。"

"胖娃娃是谁？"毛毛好奇地问，但被田小七用手势制止了。

爷爷接着讲："谁知胖娃娃说：'哥哥，你是不是正在找仙草？我们玩捉迷藏，你捉到我，我就给你仙草。'孝子吓了一跳，感觉这个孩子不一般，就答应和胖娃娃一起玩捉迷藏。谁知，孝子只听到胖娃娃叫，却一直都找不到胖娃娃。天黑了，孝子要回家了，胖娃娃很开心地说：'哥哥，明天你再和我一起玩哦。'"

"孝子回了家，给妈妈说了自己的奇遇，妈妈说：'这个胖娃娃就是仙草，用红头绳系在他头顶上，就能抓住他。'第二天，孝子在森林里见到了胖娃娃，对胖娃娃说：'小弟弟，你闭上眼睛，我先送给你个礼物。'胖娃娃听话地闭上了眼睛，孝子将红头绳系在胖娃娃头上，胖娃娃睁开眼睛一看，啊，被拴住了，跑不了了，于是就呜呜地哭起来。"

"胖娃娃被抓住了吗？"毛毛更好奇了，被小茯苓踢了一脚，再次闭嘴了。

爷爷笑了，"别急，继续听。胖娃娃这样一哭，哭得孝子也挺难过的，孝子说：'我绑住你是为了救我妈

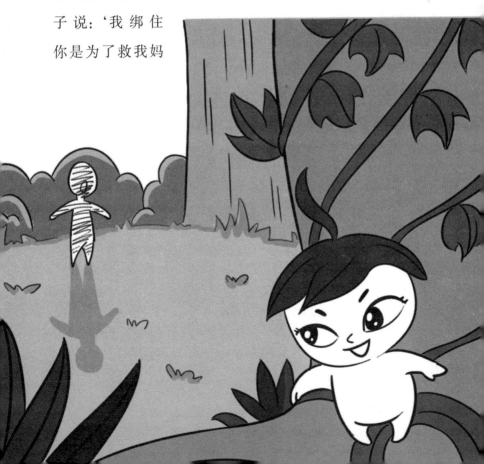

妈，她病倒了。算了，你走吧，我再想办法。'胖娃娃被感动了，说：'哥哥，你是个好人，我会帮助你的，你闭上眼睛，地上就会出现一棵仙草，但是你必须挖个坑，把仙草的红色果实撒在坑里，这样你就可以救妈妈，而我也可以重生了。'孝子听了胖娃娃的话，就闭上眼睛。过了一会，睁开眼睛一看，果然有一棵仙草在脚下，于是孝子就依照胖娃娃说的做了，将仙草的红色果实撒在地里种上了，将仙草带回家，治好了妈妈的病。"

"那胖娃娃呢？重生了吗？"毛毛问。

"重生了，因为孝子把果实撒下了。"爷爷回答说。

"爷爷，仙草是什么？"田小七问。

"仙草，是我们当地人叫的，就是人参。因为人参是百草之王，特别神秘，所以我们叫仙草。"爷爷说。

一听人参，几个小伙伴"炸了锅"。

"啊，人参！我知道。"毛毛终于逮着一个机会。

"咱们班里小胖墩李晓，他爸爸整天给他喂人参汤，说是让他变聪明。结果他吃了人参汤，还是那么笨，经常考不及格，还常流鼻血呢。"毛毛和李晓是学校里的难兄难弟，所以他对李晓的事情无所不知。

"李晓考不及格，不是因为笨，是因为他上课时总睡觉，不听讲。"小茯苓笑了。

"李晓最近还长了小胡子呢！听说是吃人参导致的。还有，马龙的爸爸也经常吃人参，听说他爸爸的血压越吃越高！吓得爸爸也不敢吃了。"马龙也是毛毛的"好哥们"，毛毛继续爆料，于是继李晓之后，马龙的爸爸也"躺枪"了。

"啊，人参不能吃呀?"林夏夏惊奇地问。

"那人参对人体有害吗？人参不是好东西吗？"几个孩子七嘴八舌地开始问问题。

"人参当然是好东西，要不怎么叫仙草呢？给虚弱的人吃，吃了就会长力气。给快要死的人吃，或许能救命呢！"爷爷磕了磕烟斗，继续说："但是再好的药，也不能乱用啊。"

小茯苓恍然大悟："爷爷，这个我知道。以前我病好了，妈妈总让我继续吃药，说再巩固一下。可爸爸不让我吃了，说'是药三分毒'。"

爷爷点了点头："是的，古人把中药叫毒药呢，说中药如果用对了，就能治病；但如果用错了，就可能害人呢！就连人参这样的仙草也不例外呀！"

爷爷磕了磕烟斗，"你们班那个叫什么晓的，吃了人参长小胡子，那是他爸爸给他用得不对，本来他的身体就很好，不应该吃人参。咱们当地人都不轻易给孩子吃，说这药对孩子并不好，也不能给壮实的大人吃，吃了轻的会流鼻血，重了会要人命的。"

田小七说："哦，爷爷，是不是人参只能给虚弱的人吃。"

"是的，人参就是补益的药。可很多人明明身体很好，还要吃人参补身体，结果补过了。也不知道现代的人咋想的，就想吃好东西补身体，也不管身体需不需要补。"爷爷无奈地说。

"爷爷，那人参能增强我们的记忆力吗？考试之前我们吃人参能提高分数吗？"作为一个被考试折磨惯了的小学生，小茯苓饶有兴趣地问。

"还是那个理，人参是补虚的，就是给用脑过度导致脑疲劳的人服用，才有效果。"爷爷笑着说，"你们这些小毛孩，缺的不是人参，而是努力和用功。"

"对了，爷爷，人参真的会跑吗?"小茯苓忘不了故事中的人参宝宝。

爷爷好像在自言自语:"人参很神秘，总是生长在森林中最茂密阴凉的地方。我们发现人参的时候，必须要给它系上一个红绳，要不它就跑了，再也找不到了，这也是人参被称为仙草的另一个原因。"

"爷爷，你挖到过人参吗?"小茯苓问。

"那当然，我像你们这么大的时候，就跟着我爷爷和爸爸，进山挖人参了!"爷爷笑了。

"真的，那您明天带我们去挖人参吧!"小茯苓对人参充满了好奇，这到底是一种什么样的植物，这么神秘。

"爷爷，带我们去吧!"毛毛也想去看人参到底长的啥样。

"爷爷，求求你了!"田小七添了"一把火"。

"爷爷，咱们什么时候走?"小茯苓趁势

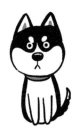

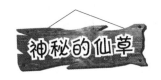

追击。

几个小脑袋凑了过来，围住了爷爷。

"我很多年都不去挖人参了！好了，去睡觉吧。森林里那么危险，我可不能带你们去。"爷爷收起烟袋子，把几个小家伙赶回屋子。

这一晚，小伙伴们感到从未有过的宁静，享受着大自然的天然空调，大家睡得格外香甜。

只有小茯苓没睡着，这一切太新奇了！她心里充满了各种疑问。人参到底长什么样？真的会跑吗？可植物怎么会跑呢？

走入大森林

吃完早饭，爷爷接了个电话，就急匆匆地走了。

小茯苓和几个小伙伴聚到一起，不知道为什么，聊天的话题又跑到了神秘的人参上，七嘴八舌地开始了。

"你们说，人参长啥样？开的啥花？是不是长成人的模样？是不是有腿有胳膊？有鼻子有眼睛？真想去看看。"毛毛脸上流露出向往。

"要是能挖一颗人参就好了，给我奶奶吃，我奶奶身体一直很虚弱，吃什么药都不管用。"田小七接着毛毛的话说。

"咱们又不认识人参，人参也不一定好挖啊。"林夏夏提醒大家。"再说，我奶奶说人参娃娃会把小孩抓走呢！"

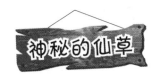
"我才不信呢，这是吓唬小孩的话，也就你信！人参肯定和别的植物长得不一样！咱们一定找得到。"毛毛很有把握的样子。

"没有大人跟着，森林里太危险了。"林夏夏还是害怕。

"我们就是大人了，干嘛跟在大人后面。你害怕，可以不去。"毛毛有些瞧不起林夏夏。

"其实我们可以到森林里去看看。"田小七征求小茯苓的意见，"你说呢？"

小茯苓没有说话，她在思考，她很期待去探险，也很想帮田小七挖一棵人参给他奶奶治病。

但是对森林她很陌生，隐隐有一些担忧，万一找不到人参怎么办？万一迷了路怎么办？万一遇到猛兽怎么办？

想了一会，小茯苓终于下定决心，开了口："我们就去森林边上看看，天黑之前赶回来。"

"得带干粮，我看好多人进山之前都带的。"田小七提议。

"好吧，我跟你们去吧，咱们早点回来。"林夏夏没有办法了，感觉寂寞更可怕，更何况还是一个人呆在屋子里。她忽然想起了什么，补充道，"还要带水。三天不喝水，人的身体就会受不了。"

"还要带火把呢！"毛毛一拍脑门，想起了电影中探险的情节。

"老师说不能带火种进入大森林，再说天黑前我们就回来，找找有手电吗？"田小七驳回了毛毛的提议。

小茯苓到爷爷的厨房里转了一圈，也不知道到底该拿些什么，最后找到几个大饼和一个水壶。带着大饼和水，应该是基本准备完了。

小茯苓突然想起来一件事，说："咱们现在是一个探险队了，起个名字吧！"

"叫野狼队！"毛毛兴奋地提议。

林夏夏皱起了眉头："难听，真难听！"

田小七想了一会，说："我觉得，咱们此行的目的是探寻仙草，就叫仙草探险队吧。"

"这个名字也不好听。"林夏夏摇了摇头。

"我觉得挺好。"小茯苓力挺田小七。

"行啊，凑合吧。林大小姐，关键是赶快出

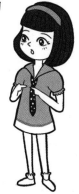

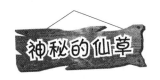

发吧，别耽误时间了，都快到中午了。"毛毛有些不耐烦了。

于是杂牌队伍有了一个听起来很奇怪的名字——仙草探险队。

小伙伴们蹦蹦跳跳地进入了大森林，在阳光的照耀下，大森林格外迷人，仿佛有一种神秘的力量吸引着小茯苓和她的小伙伴们，谁也不知道，到底有什么在森林里悄悄地等待着他们。

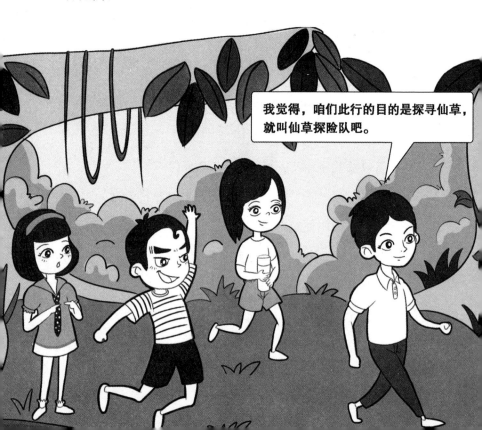

神秘的来客

"快说说看，下一步怎么走？"毛毛问。

"一直往北走吧，到最茂密的森林里去，人参应该长在那里。"田小七想了一会说。

"你怎么知道的？"小茯苓问。

"昨天晚上听爷爷讲的，说人参喜欢长在森林里茂密阴凉的地方，那不应该是山的北面吗？"田小七笑着说。

"你记性倒好，那北在哪里？"毛毛一脸的茫然。

"一进森林就找不到北了，怎么学的？"林夏夏终于逮着一个反击的机会，笑话毛毛。

"可以看太阳，现在是上午，太阳在东边，上北下南，左西右东，咱们在地理课上学过的。"田小七解释道。

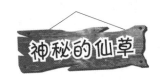

"那没有太阳怎么找北呢?"毛毛追着问。

"无可奉告,自己复习功课去。"林夏夏很开心,又怼了毛毛一句。

几个小伙伴一边说笑着、互相调侃着,一边慢慢走进了大森林。

正走着,突然听到林夏夏一声尖叫:"那是什么?是狼吗?"

大家顺着看过去,一只"狼"在不远处,看到他们,也不走了,伫立在那里。

"拿棍子,快点去打狼。"林夏夏很害怕,躲到毛毛身后。

"我不知道怎么打,给你棍子,你去打狼吧。"毛毛捡起一根棍子,自己不敢动手,把棍子递给小茯苓。

"我也没打过狼,没经验。"小茯苓可不傻,不接这活。

"我也没经验。"毛毛虽然自称胆大,但是对狼,他也是很害怕的。

"你们仔细看看,这是狼吗?我给你们说过了,狼不太可能出现在我们国家的森林里。"田小七笑着问他们,"再说了,就算是狼,也不能让女生去打狼,打狼是咱们男生的活。"

"真遇到狼，看你还这么说吗。"毛毛小声嘟囔着。

"这是哈士奇吧！我记得见过，是狗！是狗！"小茯苓仔细看过之后，哈哈地笑起来。

"对呀，狼的尾巴是耷拉的，狗的尾巴是翘起来的。"林夏夏也随声附和。

那只"狼"貌似听懂了他们的话，知道他们从误解中反应过来，跑过来，冲他们摇了摇尾巴，确实是一只狗。

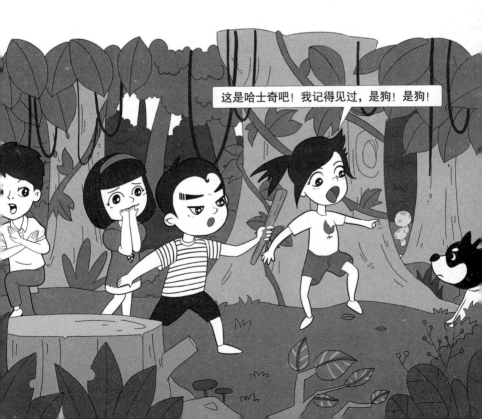

　　"哈士奇真像狼!"小茯苓自我解嘲地说,悄悄想:"这事可不能传出去,多丢人。"但是也真奇怪,森林里怎么会有哈士奇呢?

　　哈士奇冲着小茯苓叫了几声,仿佛在表达心情。

　　"它好像饿了。"小茯苓有点养狗经验,她小时候养过一只小狗。

　　"它冲你叫,是不是闻到你包里有吃的?"田小七提醒小茯苓。

　　"我看到别人都是喂狗粮,它吃这个吗?"小茯苓犹豫了一下。

　　"嗨,山里的狗,哪有那么娇贵,都是吃剩饭剩菜长大的。"毛毛笑了。

　　"你以为它是⋯⋯"毛毛刚要开林夏夏的玩笑,忽然看到林夏夏瞪着自己的眼神,把话硬生生地吞回去了。

　　小茯苓半信半疑地从包里找到大饼,放在地上,哈士奇果然吃光了小茯苓喂的大饼,高兴地转了几个圈,舔了舔小茯苓的手。

　　林夏夏有点怕狗,倒退了几步。

"你撒的狗粮，狗很爱吃。"毛毛笑着逗小茯苓。

"你撒的才是狗粮！"小茯苓莫名其妙地脸红了，赶快转移话题，说："这是谁的狗？真奇怪！我爷爷家附近没有什么人家呀。应该是流浪狗吧，要不咱们收留它吧。"

田小七检查了一下狗身上，没有项圈，也没有任何标识物，确实不像有主人的狗，"哈士奇可不是一般的狗呀！真奇怪！不过我们带着这只狗一起探险吧。带上狗，好像很有探险的感觉了。"

吃饱肚子的哈士奇好像听懂了，又摇了摇尾巴，仿佛在表达自己参加探险队的喜悦心情。

小茯苓提议："我们给它起个名字，叫小哈吧！"

毛毛哈哈笑起来，"小哈，小哈巴狗，哈哈哈！"

哈士奇显然对自己的新名字不太满意，这次不摇尾巴了。

这时候，一只小兔子突然窜了出来，哈士奇见状忽地追了上去，好像要把逮住兔子当成自己立功入队的机会似的。

突然，小兔子跑着跑着，猛地一窜，跳到了树前的一个洞里，哈士奇来不及刹车，一下

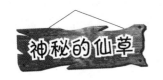

子撞到了树上。

"真傻呀！"小茯苓笑了，"对了，我表哥家的哈士奇就是这样，很傻很可爱。"

"傻得不知道拐弯，真是只可爱的傻狗。"田小七也笑了。

"哈哈，这么傻，就叫老二吧！"毛毛笑着给哈士奇起了一个名字。

哈士奇叫了几声，表达了一下抗议，突然意识到自己也没有权利改名字，住了嘴，默默地接受了这个不太好听的名字。

小伙伴们带着哈士奇老二继续往森林深处走去，不知道走了多久，到了一处树木茂密的地方。

在阳光照耀下，树木高高的、直直的耸立着，小溪波光粼粼，叶子嫩绿嫩绿的，发出耀眼的光，小花随意地点缀在绿色中，红得那么任性，又那么和谐。

真美呀！几个城市里来的小伙伴似乎忘记了进入森林的初衷，见到这样的森林，立刻沉浸在其中。他们往森林里走着，一会儿抓鱼，一会儿玩水，一会儿摘野花。

"平时太孤独了，大家在一起玩就是开心。"小茯苓心里美滋滋地想。

老二也笨拙地逮各种小动物，结果当然是一无所获，时间就这样悄悄地溜走了。

"哎呀，都几点了，太阳快落山了。"小茯苓突然发现天开始黑了。

"回家吧，再过一会儿就危险了。"林夏夏拽了拽小茯苓。

"好的，咱们回家吧。"田小七主动帮小茯苓背起了包。

"大家听我的指挥哈，一起往右走。"毛毛做出指挥官的样子。

"应该往左走。记得我们是从北边进来的，所以回家要往南走。是吧？老二。"林夏夏很不认同毛毛的指挥。

老二不知道这些小孩说的是啥，于是瞪着一双天真的眼睛，一副傻白甜的模样。

田小七开口了："夏夏说得对，咱们返程应该往南走。"

几个小伙伴带上老二，意犹未尽地走在了返程的路上。小茯苓走在后面，她总有一种感觉，有人在悄悄地跟着自己，回头望去，却什么也看不到。

从天而降的灵芝

田小七凭着记忆在前面带路，毛毛则找到了探险的感觉，跟在后面，用树枝开路，左一下，右一下，打得不亦乐乎。

突然，老二猛地冲了过去。

毛毛好奇地跟着老二跑过去，四下打量，突然瞪大了眼睛，盯着树上。

树上有什么？田小七暗自奇怪，仔细一看，吓了一跳，树上有一双眼睛，圆溜溜的大眼睛，盯着他们两个看。

"树长眼睛了！"毛毛语无伦次地叫起来。

只听树上窸窸窣窣一阵乱响，突然砰的一声，从天而降一个绿孩子。

这个小孩子，头顶着绿树叶，身上裹着绿树叶，只露出

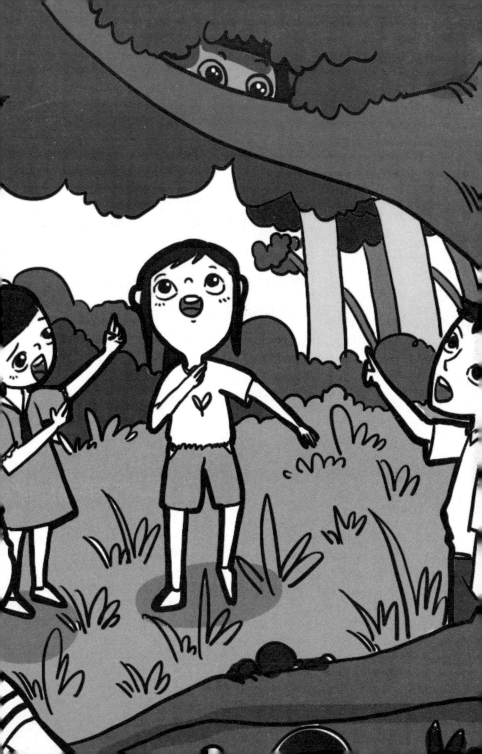

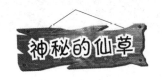

一张小脸。

绿孩子打了个呼哨，老二雀跃地跑过去，亲昵地舔着他的手。

"你是谁？"田小七和毛毛不约而同地问。小茯苓和林夏夏也跑过来，很好奇地看着这个绿孩子。

"你们是谁？干嘛跑到森林里来？"绿孩子眼睛和脸都是圆圆的，个头不高，六七岁的模样。

"小家伙，自己在森林里玩，当心狼把你叼走了！"毛毛吓唬他。

"我才不怕狼呢！我从小就在森林里长大，从来没见过狼呢！"绿孩子胆挺大。"倒是你们，见了狼不得吓尿了裤子。"

"小家伙，你快回家找你爸妈，当心我揍你。"毛毛挥舞了一下拳头，想吓唬绿孩子，可被田小七拦住了。

"你还揍我，你都追不上我！"绿孩子瞧不起毛毛，"你们为啥带我的狗走？"

"你的狗？"小茯苓不太相信。

"就是，你的狗？你一个小孩，哪里来的狗？"毛毛不信。

"当然啦，这么大的森林，只有我才有一条这么漂亮的狗!"绿孩子很骄傲地说。"我的狗不见了,我找了好大一会呢。"

"小弟弟,我们也是偶然碰到你的狗,它饿了,冲我们要吃的,我们就给了它一些吃的。"田小七笑了,他觉得绿孩子挺有意思的。"我们和这只小狗已经成为朋友了,朋友的朋友也是朋友!"田小七向绿孩子伸出友好的手。

绿孩子说不出怼人的话了,迟疑地伸出了小手。

"小弟弟,你叫什么?"小茯苓也喜欢这个小绿孩。

"我,我叫……"绿孩子犹豫了一下,"你们叫我灵芝吧。"

"灵芝?哈哈!哈哈!那不是药名吗?是你长得像灵芝,还是你爸爸妈妈庆祝挖了灵芝,才给你起的这个名字?"毛毛继续逗灵芝。

"我没爸爸,也没妈妈。"灵芝低下了头,"我跟爷爷生活,我很小的时候,爸爸妈妈就去世了。"

听了这话,小茯苓和林夏夏感到有些心酸,眼角湿润了,毛毛也有些后悔自己的调侃。

"没事,我在森林里挺快乐的!没见过爸妈,也不想他们。"灵芝装作毫不在意地反过

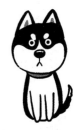

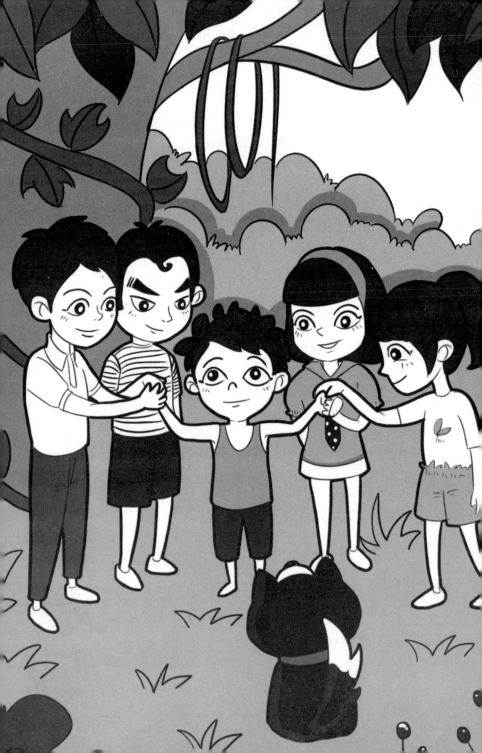

来安慰他们。"再说，我现在有了它。"灵芝无比怜爱地看着老二，老二摇了摇尾巴。

"灵芝，以后我们做朋友！"毛毛也喜欢上了灵芝。

四双大一点的手不约而同地紧紧地握住了一双小手。

"你上几年级了?"小茯苓关心地问。

"我没上过学。爷爷说凑够了钱，就送我去上学，可一直没凑够呢！"灵芝低下了头。"爷爷去打猎，我就在森林里玩，找到东西，送给爷爷，他会很高兴。"

"什么东西?"毛毛问。

"比如捡到鹿角，或找到灵芝，不是我这个灵芝，是真正的灵芝。爷爷高兴了，就去换钱买酒喝，喝醉了就睡觉。"灵芝也露出了笑模样。

"可是，有时候爷爷打不着猎，我也找不到东西，爷爷就会不高兴，就打我，我就跑，我想跑到一个没人的地方。"灵芝低下了头，"这时候，我也挺想爸爸妈妈的。"

"你差多少钱?"小茯苓想起了自己存的压岁钱。

"我也不知道，爷爷总说不够。"灵芝说。

"小弟弟，咱们国家的小学和初中都是义务教育，不用花钱，只交书本费就够了。"田小七告诉灵芝。"等我们回去后，把压岁钱寄给你，帮你上学去。"

"真的?"灵芝高兴地跳起来，他灿烂地笑着，多可爱的孩子呀!

"对了，你认识路吗?"田小七突然想到该回家了。

"认识哪里的路?"灵芝不明白，"在森林里，没有我不认识的路。"

"你认识邱国峰家吗?"小茯苓突然想起爷爷的名字。

"认识，邱爷爷可有名了，他可厉害了，他打猎的技术是一流的，我就想跟他学习打猎。可惜他现在不打猎了，唉!"

听到自己爷爷这么有名，小茯苓感觉很自豪。

"跟我走吧，我带你们走出森林。"灵芝转过头，看着用棍子乱打的毛毛，说:"哥哥，你可别打草了，当心呀! 可能会惊到蛇! 森林里可是有毒蛇的呀!"

话音还没落，只听草丛中一阵乱响，一条蛇钻了出来，三角形的头，浅褐色的身体，一点点向他们靠近。

可怕的守护者

"别紧张，别害怕，想想怎么办？怎么办？"小茯苓不停地提醒自己，告诉自己不要紧张，但身体似乎也不听指挥了。

"它爬过来了！"林夏夏几乎哭了出来，身体僵在那里，一动也不敢动。

蛇的眼中闪过一丝寒光，吐着信子，盘旋着身体，似乎越来越近了。

"头是三角形的，身体粗短，背上是暗褐色的，体侧各有深褐色圆形斑纹，好像是蝮蛇！有毒！大家小心！"田小七分析说。

"行了，别分析了，我不想听。快想办法，把它赶走吧！"林夏夏开始哭了。

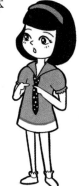

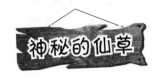

谁也没遇到过蛇，哪里又有办法呢？

"蛇一般不会主动袭击人。"田小七告诉大家，"除非……"

"除非什么？"大家可不喜欢田小七这么吞吞吐吐。

"除非它认为你对它有威胁。"田小七的话终于说出来了，可大家还是不明白。

"那我们站着不动，它就不会认为我们对它有威胁了吗？"毛毛问田小七。

正在僵持中，灵芝不知道从哪里找来一根棍子，一下打中蛇，蛇被打得乱了方寸。棍子再次落下，蛇被打死了。

"灵芝，你怎么会打蛇？你不怕蛇咬你？"小茯苓很佩服灵芝。

"我才不怕，刚才我不是说了，我就是在森林里长大的。"灵芝简单地处理了一下蛇，把蛇装进了背篓里，背在身后，好像做了一件很平常的事情。

"你打的哪里？"毛毛觉得很有意思。

灵芝说："七寸，就是它的心脏。"

"你怎么知道蛇的心脏在哪里？"毛毛觉得更加有意思了。

灵芝还没来得及回答，一个浑厚的声音在背后响起来："你们这几个不知道天高地厚的小孩！不知道森林里危险吗？"

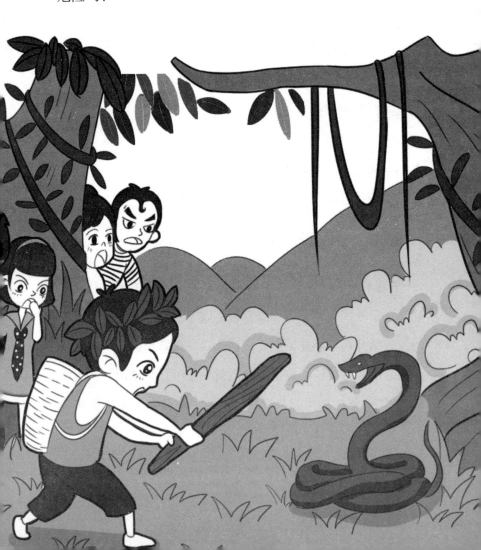

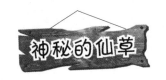

是爷爷！大家的心情一下就放松了。

"爷爷！您来找我们了！"小茯苓跑到爷爷怀里。

"邱爷爷，刚才我们遇到一条蛇，被灵芝打死了。我要被蛇咬了手会怎样？"毛毛好奇地问。

"那就得把手剁了！"爷爷严肃地说。

"啊，这么可怕，有没有别的办法？"毛毛吓了一跳。

"有！"爷爷顿了一下。

"什么办法？"毛毛来了兴趣，下定决心一定要学会这个森林宝典。

爷爷接着说："也可以把胳膊剁了。"

"啊，爷爷，你的玩笑太冷了。"毛毛被吓了一跳，不由得打了一个寒战。

"这可不是什么玩笑，弄不好真把命都丢了。你们几个娃娃，幸亏我赶到了。如果真被蛇咬了，要尽快在离心脏近的位置结扎伤口结扎，然后清洁伤口。最重要的是，得赶快送到县医院打抗蛇毒血清。晚点就要命了！你们说，危险不危险？"爷爷的话听起来真的很严重，小茯苓听着也有些后怕，顿时对大森林产生了敬畏。

爷爷突然发现了灵芝，严厉的声音一下转变成和蔼的声音："灵芝，你咋也在这里？还有，你怎么和他们在一起？"

"邱爷爷，我的狗丢了。结果我找到了狗，还顺便找到了他们。"灵芝调皮地吐了一下舌头。

小茯苓突然想起自己的初衷："爷爷，我们本来想去挖人参的。我们几个组了一个探险队，叫什么来着？"玩了一天，又被毒蛇一吓唬，小茯苓居然忘了探险队的名号。

"叫仙草探险队。"田小七及时补充道。

小茯苓感激地看了田小七一眼。

"挖人参，就凭你们几个？你们认识人参吗？对了，你们是不是以为人参认识你们，会跳出来主动迎接你们？"爷爷有些瞧不上这个杂牌探险队。

"爷爷，您别小看人呀！您不是也像我们几个这么大的时候，去挖的人参吗？"小茯苓回过神来，被打击的心情很不好。

"不错，我也是和你们一样大的时候去挖人参的，但是那时候我也跟着我爷爷呢，我爷爷是森林里有名的猎人，而且我提前做好了各种

准备呢。"爷爷顿了一下，"年轻人勇敢是好事，但不能莽撞。再说人参这种仙草，它有天然的守护者呢，这些守护者哪一个都不是吃素的！"

"守护者？谁是它的守护者？"小茯苓反问。

"刚才遇到的毒蛇就是人参的守护者，因为人参结出的果实会引来鼠类和鸟类，而鼠类和鸟类都是毒蛇的猎物，所以人参旁边常有毒蛇守候。还有很多守护者，比蛇更可怕！"爷爷严肃地说。

"啊！"小茯苓被吓了一跳。

田小七突然开口了："爷爷，其实我们这次真是莽撞了，没有提前做好准备就出发了。但是，我们的确想去找人参，我们刚才没有后盾，可现在跟着您，我觉得可踏实了。"田小七顿了一下，"因为您就是一位经验丰富的老猎人啊，所以再狡猾可怕的守护者也怕您呀。"

"你这个娃娃说的倒也在理。"爷爷很受用地接受了田小七的马屁，"但是，我是不会带你们去找人参的，因为你们的爸妈肯定不会同意。走吧，回家吧！"

"爷爷，先把灵芝送回家吧。"小茯苓很爱护这个小弟弟。

"还用送呀！我闭着眼睛都能回去。"灵芝很调皮。

爷爷笑了，默认了灵芝的话，领着几个小伙伴走在了返程的路上。

小茯苓故意走得很慢，她感到很不甘心，还没开始呢！而且还没看到仙草的模样呢！这就结束了吗？这就是向往中的探险？

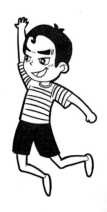

消肿的神奇紫花

回家的路上，田小七的学霸本色又露出来了，逮着爷爷，左一句、右一句，开始问问题。

爷爷找到了他们，心情很放松，不断地回答着孩子们稀奇古怪的问题，把自己年轻时打猎遇到的奇闻怪事都绘声绘色地讲给他们听。

毛毛也过来蹭，突然惊奇地发现，自己居然在全神贯注地听，没有走神。毛毛心里琢磨："要是老师讲得这么有趣，没准我也能听下去了。"

突然，身后传来啪啪的拍打声，循声望去，小茯苓和林夏夏一边走着，一边使劲地打自己。仔细一看，两个人的腿上都布满了一个个的红疙瘩。

毛毛调侃着："怎么，两位大小姐，你们对自己不满，想发泄一下，来，我帮你们打。等会儿，我去拿根棍子，粗一点的，哈哈！"

林夏夏气愤地说："你这个人怎么这么没有同情心呢！我们都快痒死了！"

"你们怎么能穿裙子和短裤进森林呢？唉，被蚊子咬成这样。"爷爷心疼地看着两个人。

小茯苓和林夏夏穿着短裤和裙子，这对进入大森林的人来说，可不是什么明智的选择。

"爷爷，刚才光害怕了，没注意自己被蚊子咬了很多的疙瘩，痒死我了。可是越抓越痒，只能打自己，才能舒服一点。"小茯苓看起来很痛苦。

"娃娃，被蚊子咬了，不能抓，抓破了还会感染呢！"爷爷提醒女孩子们。

田小七观察了一下："哎呀，你身上被咬的疙瘩很大，并且肿起来了，像是毒蚊子咬的，你们越拍越严重，别拍了。你们带风油精了吗？"

"风油精？我还带花露水了呢！谁出来带这么全。"林夏夏被奇痒折磨得难受，不停

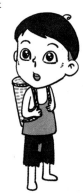

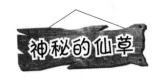

地拍打着自己，没好气地回答。

"就是，这位娇小姐往日出门，左右都有人伺候着，当然自己不会动脑子了。"毛毛不忘记落井下石，又补了一"刀"。

"别着急，大森林里有自己的风油精？"爷爷笑着说。

"啊！大森林会生产风油精。"小茯苓将信将疑。

爷爷笑而不语，转身在草丛里找，突然一把从草丛里揪出几棵顶着紫花的小草，说："就是这个，这个就是大森林自己生产的风油精。来，你们两个把它嚼碎了，抹在蚊子咬的疙瘩上。"

这个开着紫花的植物，看上去那么平常，那么熟悉，但一时想不起什么时候见过呢，这个能治疗蚊虫咬伤吗？从没听说大森林还生产风油精？两个孩子心中充满了疑惑。

"姐姐，我帮你们。"灵芝把爷爷挖的草放在嘴里，嚼碎了，涂在手心里，要往姐姐的腿上抹。

小茯苓和林夏夏心里是抗拒的，但是奇痒难忍，死马当活马医吧，就听从灵芝敷在红肿的疙瘩上了。

不一会儿，奇迹居然发生了，两人身上被毒蚊子咬的红肿逐渐消除了，也不痒了。

小茯苓和林夏夏大眼瞪小眼，不约而同地，让灵芝继续把嚼碎的植物敷在身体其他被蚊子咬的地方，红疙瘩和难忍的奇痒都逐渐消失了。

"好神奇呀！爷爷，这是什么呀？这真是大森林生产的风油精？比风油精还好用呢！"小茯苓充满了惊奇。

爷爷笑了："这只是一种中药而已，叫紫花地丁，可清热解毒、消肿止痒，抹上这个，可以治蚊虫的叮咬。看到神奇的效果了吧，我没骗你们吧，大森林确实可以生产风油精呢。"爷爷顿了一下，说："并且，森林不但可以生产风油精，还可以生产很多很多神奇的药物，当然仙草也是森林的馈赠之一。"

"为什么叫紫花地丁？是因为开紫花吗？"小茯苓对什么都好奇。

"说对了一半，确实是因为开紫花。还有，你看这个根很长很细，像不像一根钉子钉到地里？所以叫地丁。"

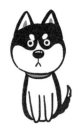

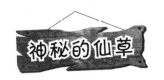

神秘的仙草

　　大森林真的是很神奇，会生产出风油精。虽然惊险重重，但也隐藏着许多奥秘等待小伙伴们去发现。

失踪的毛毛

"爷爷，我听小茯苓说，您是个猎人，您怎么认识这么多中药？"田小七不解地问。

"咱们山里人，靠山吃山，得了解大山呀！难受了，就自己找点药，等着去医院，那可来不及。"爷爷笑了，"还有，我年轻的时候，常跟着一位当地的老中医进山，他采药，我打猎，跟着认识了好多中药。"

看着爷爷和田小七热烈地聊着，小茯苓就非常大方地把爷爷让了出去，心里暗暗得意。有这么博学的爷爷，的确是一种炫耀的资本。

小茯苓跟在后面，走着走着，无意回头一看，突然发现一个很严重的问题："毛毛呢？"

林夏夏也感觉耳朵根突然清净了："啊，

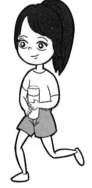

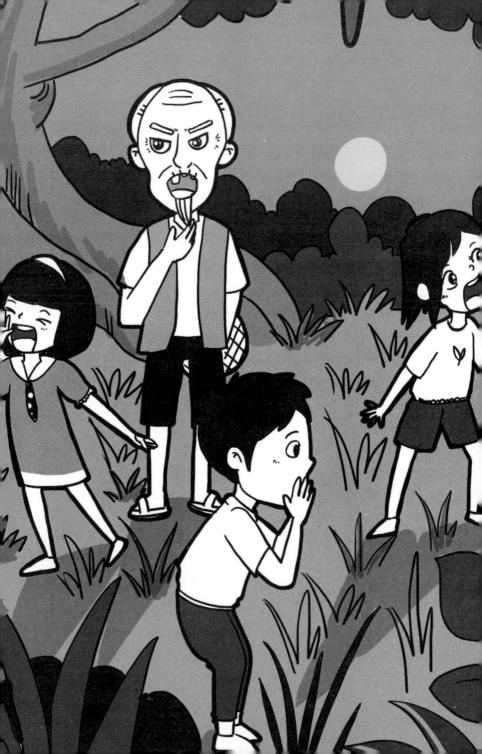

对呀，毛毛呢？刚才还看到他呢？毛毛最调皮，是不是自己跑去玩了。"

田小七说："不会吧，虽然他很调皮，但是也不至于不给我们说一声就跑开啊，我们赶快找找吧。"

"快找找吧，天黑了，大森林可危险了！"灵芝也很担心刚认识的大哥哥。

"毛毛！你在哪里？""毛毛！""毛毛！"

大家喊着毛毛的名字，但是没有任何回复，有的只是大山的回音。毛毛好像连同他的调皮一起消失了，消失得无影无踪。

大家揣着一丝期望，又分开找了很久，但还是一无所获。

毛毛真的丢了，丢得这样悄无声息，被大森林吞噬了。

大家看着周围，天越来越黑，白日里美丽的大森林，夜晚降临的时候竟笼罩着一种说不出的恐怖气氛，刚刚放下的心重新提了起来。

"我们暂时先不回家，把毛毛找回来，一个都不能少。"爷爷面色凝重地说。

"嗯嗯，爷爷，我们一起找，一个都不能

O51

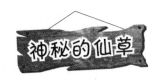

少。"小茯苓望着爷爷坚定地说。

"到了晚上，森林里会很冷，你们两个谁冷，穿上我的衣服。"爷爷把外衣脱下来了，递给两个女孩子。

"还有我的，给你们。"田小七学爷爷，也把外衣脱了下来，递给两个女孩子。

小茯苓心里默默地想："田小七真像个男子汉，对人真好!"

"姐姐，你想什么呢?"灵芝看小茯苓出神了。

小茯苓红着脸，赶紧穿上了外套。

走在路上，大家都不说话了，都为毛毛悄悄地担着心，他到底经历了什么?

毛毛，你到底去了哪里?

止血两兄弟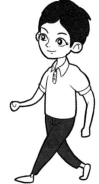

临走前爸爸嘱咐小茯苓，让她照顾好小伙伴，而她就这样冒失地带着小伙伴们进入了大森林，还丢了一个。小茯苓想着想着，走了神，一不小心，摔了一跤。

"你的腿刮破了，出血了！"林夏夏看着小茯苓，惊叫道。

小茯苓露在外面的腿不知被什么东西给刮破了，不断地往外面渗着血。

小茯苓倒没啥感觉，可林夏夏却哭了："这可怎么办！我们也没带创可贴呀！"

"爷爷，大森林有自产的创可贴吗？"田小七突然脑子一动，问爷爷。

爷爷沉思了一下，说："大森林里既有创可贴，也有止血药。"

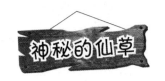

神秘的仙草

田小七惊叹道："大森林真是个宝库呀！什么都有！"

"咱们分头去找点止血药吧！大家不要跑太远，就在周围找，记住咱们找的止血药的样子，是开着淡紫色的花、圆球状、茎上有小刺，很好认。"爷爷布置了任务，大家立刻开始了寻找。

不一会儿，传来林夏夏惊喜的叫声："爷爷，这是您要找的止血药吗？"与此同时，田小七也高兴地叫起来："爷爷，我也找到了！"

林夏夏看着田小七手里拿的植物，说："咦，你找到的止血药和我找到怎么看起来很像，但又感觉不太一样呢？"

爷爷走过来，一看："你们找到的都是止血药，夏夏找到的是小蓟，个头比较小，小七找到的是大蓟，个头比较大。"

"啊，爷爷，大蓟？小蓟？这是两兄弟吗？名字和长相都这么像。"田小七好奇地问。

"是的，可以说是兄弟两个，不但长得有些像，而且作用几乎完全一样，都是止血药。"爷爷端详着说。

"爷爷，你刚才说大森林还生产创可贴呢？在哪里？"田小七一副打破沙锅问到底的模样。

"创可贴的名字叫白及，是一种止血药，不但能止血，粉碎了之后还可以黏附伤口，比真正的创可贴还好用呢。"爷爷陷入回忆中，"我小时候挖了给我爸，我爸就把它磨成粉，用麻油调好了，给我奶奶和妈妈用，可以治疗冬天手脚的裂伤。"

"我奶奶手也裂了，每到冬天就会裂开，可疼了。爷爷，白及在哪里？我给她挖一点回去。"林夏夏想起奶奶裂开的手，很心疼。

"今天太晚了，毛毛这个娃娃又找不到了，以后吧，等有机会找给你们看。"

爷爷打开身上的背包，掏出纱布，把嚼碎的止血药放在上面，然后给小茯苓仔细地包扎起来。

田小七凑过脑袋，一看爷爷的背包，很惊讶地说："爷爷，你带的这么全呀！"

"对啊，不像你们几个，胆子这么大，什么都不带就敢进入森林探险。"爷爷的话语里又带着责备的语气了。

几个孩子谁也不好意思接话了，都认识到了自己的莽撞，同时也很担心毛毛，他到底去

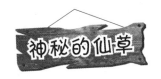

了哪里？

"以后做什么事情，不能只凭一时的热情，要提前准备好，考虑清楚再做。"小茯苓心里开始泛起了悔意。

"其实不让你们进入大森林，不是阻止你们冒险。是希望你们了解清楚之后，做好准备再去探险。"爷爷看小孙女难过了，心里也不好受。

"你们看这大森林，性格多变。了解它，它就是只温顺的小猫；不了解它，它就是头凶猛的野兽。"爷爷说完教育的话，看几个小伙伴都低下了脑袋，感到不忍心，又开始说安慰的话了，"但是，也别后悔了，年轻人锻炼一下没有坏处，不要把时间浪费在后悔上，而是要想办法解决问题。"

"爷爷真棒！我相信一定会找到毛毛，我们也会安全回家的。"田小七安慰小茯苓和林夏夏说。小茯苓望着表情坚定的田小七，突然感觉到很踏实，用力点了点头。

寻找毛毛

天越来越黑了，温度似乎也逐渐在降低，两个女孩子感觉更加冷了，忍不住互相揽着取暖。

"停下歇一歇。"爷爷对孩子们说，从他的背包里，拿出了打火石，点燃了一堆篝火。

大家围着篝火，没人讲话，少了一个人，心情与昨晚却大不一样了。

林夏夏首先打破了沉默："毛毛平时那么调皮，总是捣蛋，老嘲笑别人。可他突然失踪了，我心里却很难受。"

小茯苓神情黯然地说："我也是很为他担心，不知道他去了哪里，天这么冷，他会冻着吗？"

"唉，我以前总是看他不顺眼。但我现在只希望他顺顺利利地回来，以后我再也不跟他计

较了。"林夏夏叹了口气。

"没事，他会顺利回来的，因为咱们团队一个人都不会少，我相信爷爷带着咱们一定会找到毛毛！"田小七一边安慰着女孩子们，一边把眼光投向了爷爷。

"邱爷爷，那个哥哥会不会掉到了陷阱里？我以前就掉进去过。"灵芝突然问。

爷爷心里一动，但什么话也没说，只是把干粮递给大家。

"我去找找毛毛，你们先吃饭。"爷爷突然站起来。

"我也去。"田小七站起来，也想跟着爷爷走。

"你不能去，你要留下来保护这两个女生。我比较熟悉这片森林，或许能把毛毛找回来。"爷爷的话不容商量，"灵芝认路，明天天亮了，我要是没回来，你们就跟灵芝回去。"

田小七被爷爷坚定的眼神制止了，突然意识到自己肩上也承担着很重的责任。"好的，爷爷，我一定完成任务，保护好他们。"

爷爷的背影渐渐消失了。

田小七说："你们睡一觉吧，累了一天了，我给你们放哨，你们放心吧。天气冷，你们搂着老二睡吧。"

老二仿佛听懂了，主动过来依偎着小茯苓和林夏夏。

靠着它暖和的身体，林夏夏很快就进入了梦乡。

可小茯苓睡不着，她渴望探险，渴望自己像电影里的主人公一样勇敢、具有智慧，可以解决遇到的一切问题。可是实际的探险却和自己想的并不一样，自己遇到问题的时候，总是感觉那么的无助。

灵芝开口了："姐姐，你怎么不睡觉呢？"

小茯苓叹了口气："我睡不着，毛毛找不到了。"

"姐姐你别担心，我感觉那个哥哥不会丢的，他一定在什么地方。等天亮了，我带你们去找。"灵芝懂事地看着他们，不长的时间，灵芝就和他们建立了感情。

"谢谢你！"小茯苓看着小灵芝，暗暗下决心，等找到毛毛，一定帮他上学。

"你爷爷老打你吗?"田小七关心起灵芝。

"我爷爷不高兴才打我。其实爷爷以前不这样的，对我可好了，可疼我了，还给我起了'灵芝'这个名字。我爸爸妈妈活着的时候，出去

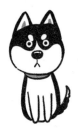

打工，每到过年的时候就买好吃的回来，那时候真的很幸福！"灵芝沉浸在回忆中，小脸上洋溢着笑容，"可是，自从我爸爸妈妈出了车祸后，爷爷老喝酒，老生气。我想，他可能是想我爸爸了。"灵芝抹了抹眼泪。

小茯苓心里一酸，眼泪又要夺眶而出，赶忙岔开话题："对了，你怎么有老二这么好的狗？"

"老二？"灵芝不知道自己的狗被改了名，莫名地问："是说我的狗吗？它叫杂毛！"

"杂毛？"小茯苓愣住了。

"嗯，你看，这只狗啥颜色都有，所以叫杂毛呀！"灵芝感觉自己起的名字很棒。

"这只狗是哈士奇，是名犬。"田小七忍不住插话了。

"名犬是啥意思？"灵芝不明白了。

"就是名狗。"小茯苓解释说。

"啊！有名的狗？这我倒不知道。"灵芝很惊讶，"杂毛是我偶然得到的。有一次我在森林里玩，碰到几个偷偷砍树的人，长得可凶了，我就悄悄地跟着他们。到了他们住的地方，就发现这只小狗，刚生下来不久呢，怪可爱的，我就偷偷抱回来了。有杂毛陪着我，我就不孤单了。但是杂毛太傻了，总是跑丢，我总去找。"灵芝怜爱地看着睡着的老二。

灵芝可爱的模样，分散了小茯苓一心只想着毛毛的注意力。

田小七提醒小茯苓："睡一会吧，在森林里保持体力很重要。"

"那我睡一小会，你一会叫我。我站岗，你再睡一会。"

"好的，快睡吧。"

昏昏沉沉的，不知道睡了多久，突然听到田小七低声地呼叫："快起来！快起来！有危险！"

小茯苓一个激灵，迅速爬起来。黑暗中透出几束绿色的诡异光，狠狠地盯着自己和伙伴们。

林夏夏早已醒了，只是一个劲地发抖。

"这是什么呀？"小茯苓害怕极了。

田小七也不知道是什么野兽，低声说："先别怕，有篝火在，不管是什么，都不敢靠近我们，但它暂时也不会放弃。"

林夏夏哭了："可篝火快熄灭了！"

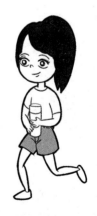

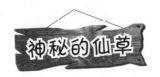

神秘的仙草

灵芝紧紧地靠着田小七，看得出来，他也很害怕。

"怎么办？怎么办？要让篝火持续的时间长一些。"作为男孩子，田小七认为自己应该承担起责任来，但感觉自己的心脏一直在扑通扑通地跳，只能不断地安慰自己：要镇定，要镇定。

"可我真的很害怕，怎么办？怎么办？"林夏夏紧张地已经按捺不住自己的情绪，颤抖得越来越厉害，只听"砰"的一声响，黑暗中那几束诡异的绿色光芒闪了一下，消失在黑暗中。

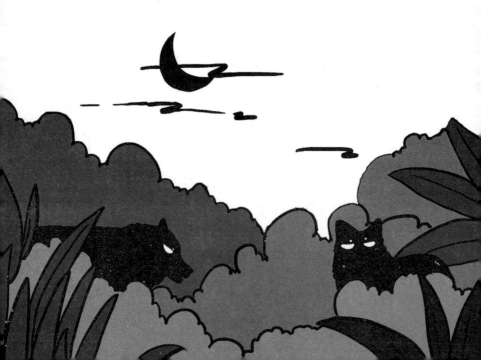

"什么响声？"小茯苓心中充满了疑惑。

田小七也很奇怪，他低头一看，原来是紧张的林夏夏踢翻了搪瓷水壶，碰到了石头，产生的尖锐撞击声，突然恍然大悟："我听爸爸说，很多野生动物都害怕金属撞击的声音，可能吓跑了。"

"咱们得走了，万一它再来，咱们就完蛋了。"小茯苓还是心有余悸。

"可是这漆黑一片，我们去哪里呀？"林夏夏不敢走，更不敢留。

正在这个时候，草丛里传来一阵脚步声，是爷爷吗？如果不是爷爷又是谁呢？三个孩子的心再次提了起来。

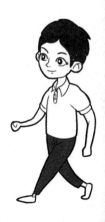

突然出现的线索

　　脚步声越来越近，周围的草丛被扒开了，露出一张陌生的年轻面孔，不是爷爷！

　　"你们是谁家的孩子？半夜三更的在森林里干什么？不知道危险吗？"这个年轻人厉声问道。

　　"你是谁？"三个孩子带着恐惧齐声问。

　　年轻人笑了笑："我是谁？你们是谁？最近真有意思，总是有额外的收获。"

　　"赵子叔叔！"灵芝突然惊喜地喊起来。

　　听到灵芝的喊声，田小七心里有底了，应该是认识的人，于是壮起胆子问："我们是你额外的收获？为什么说总是？你还遇到谁了？"

　　赵子叔叔自言自语："这几个看来是一伙的，真是不知道说什么好了。现在的小孩呀！真是不知道深浅！大半夜的跑到森林里！灵芝，你怎么也跟他们在一起？"

灵芝没来得及回答，田小七就急切地问："叔叔，你别自说自话了，快告诉我们，你是不是碰上毛毛了？"

"谁是毛毛？"轮到赵子叔叔懵了。"哦，我知道了，是不是和你们差不多大的孩子？"

"是的，是的，和我差不多高，穿着蓝色运动服。"田小七突然看到了希望，很兴奋地问："叔叔，你看到他了吗？他在哪里？"

"那个小孩，失足掉进陷阱里了。那个陷阱弃用很久了，亏了我打猎经过，发现了他，把他救出来了，要不小命就保不住了。"赵子叔叔说。

"啊，太好了！叔叔，您带我们去找毛毛吧！"田小七听到这里，很高兴。

"但是，这个小孩掉进陷阱的时候，可能被吓到了，也可能是头碰着石头了，一直昏迷不醒呢。"赵子叔叔回答说。

几个小伙伴的心再次坠入低谷，毛毛终

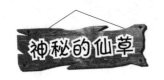

于找到了，但却昏迷不醒，不会一直醒不过来吧！这可怎么办？

　　"赵子叔叔，快带我们去找那个哥哥吧！"灵芝也想赶紧去找毛毛了。

　　"问问我爷爷吧，我觉得他什么都知道，或许可以救毛毛。"小茯苓提议。

　　"你爷爷又是谁？"赵子叔叔问。

　　"我爷爷叫邱国峰，你认识他吗？"小茯苓反问。

　　"邱国峰是你爷爷啊，我当然认识了。你爷爷是我的偶像呢，他很小就在森林里打猎，是一位很有名的猎手。可是，他不当猎人好多年了。"赵子叔叔谈起小茯苓的爷爷，终于露出了笑容。

　　大家都说爷爷是一位有名的猎人，可爷爷为什么现在不打猎了呢？小茯苓心中也充满了疑惑。

　　"那您是干嘛的？"小茯苓问。

　　"我也是一个猎人，但比你爷爷差远了！"赵子叔叔笑了。"走吧，孩子们，跟我回去吧，我住的地方不远。火也快灭了，火一灭就更加危险了。"赵子叔叔提议。

"我要等爷爷。万一爷爷回来，找不到我们，还不担心坏了。"小茯苓不走。

"在森林里可以这样，留个口信给你爷爷。"赵子叔叔蹲下，捡了几颗石头，摆出了一个形状。

小茯苓问："你这是干什么？"

"我这是告诉你爷爷，我们去了哪个方向，他好来找我

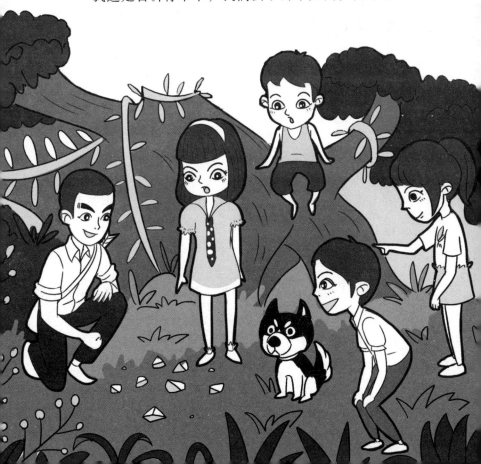

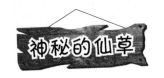

们，你就放心吧，在我们当地，他曾经是最棒的猎人，找到我们不费吹灰之力。走吧！"赵子叔叔站起来，灭了火，大踏步地往前走了，几个小伙伴带着灵芝跟着跑起来。

确实没走多久，就看到一些光，接着小伙伴们看到了一座小房子。在这个神秘的大森林里，见到房子是多么令人激动的事情啊，小茯苓感觉太喜欢这个小房子了。

小房子里面只有一张床，一张桌子，一把椅子。

床上躺着一个男孩子，大家跑过去一看，正是苦苦寻找的毛毛。

"毛毛！"

"毛毛！"

"毛毛！"

三个孩子跑上去，惊喜地叫着小伙伴的名字，但是毛毛完全没有反应，他昏迷了。

"怎么办呀！"小茯苓哭了。

"没事，别担心，等你爷爷来了，他应该有办法，你爷爷是当地最棒的猎人，这话我刚才说了吧！"赵子叔叔又笑起来，露出一口好看的牙齿。

"你们来森林干什么？跟爷爷来打猎？"

大家都没说话，不知道从哪里说起。

"赵子叔叔，他们在找那个昏迷的哥哥呢，我们在森林里碰到的。"灵芝抢着说了。

赵子叔叔摸摸灵芝的头，笑了笑，然后自顾自地收拾东西去了。

小伙伴们围在毛毛身边，静静地看着他，谁也不去睡觉。大家的担心是一样的，毛毛会不会醒过来？毛毛不吃东西能坚持住吗？

正在这时，门被推开了，进来一个人。

看到这个人，小伙伴们都高兴地跳起来，正是小茯苓的爷爷！

"爷爷，您终于来了！毛毛昏迷不醒了，怎么办？怎么办？"小茯苓急得快哭了。

爷爷揽着小茯苓，却一把握住了赵子叔叔的手，说："太谢谢你了！赵子，是你救了这几个孩子。"

赵子叔叔说："没事，我打猎回来的时候

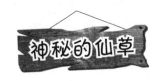

碰到了这几个小孩，没想到其中还有您的孙女呢。但是这个昏迷的孩子不能再等了，咱们得想办法把这个孩子弄醒了。"

爷爷沉思了一会，说："赵子，你跟我走，咱们去找药。"

"哦，我就是想寻那个，不好找，也不好抓！但我今天发现了它的踪迹。"

"走，快点，救人要紧。"

田小七虽然听迷糊了，但站出来说："我也去，爷爷。"

"你不行，你还是个孩子！"爷爷一口回绝。

"我是个男孩子，我可以的！"田小七一跺脚，他看大人们都是这样表达自己的坚决心意。

"好吧，让田小七跟着去吧。"爷爷做了让步。

爷爷和赵子叔叔，带着田小七，一起消失在夜幕中。

爷爷和赵子叔叔这么神秘，他们到底去寻找什么神奇的药物救毛毛呢？小茯苓心中充满了疑惑。

救人的胆小鬼

"我领你们去个地方，我经常看到它在周围出没，今天我还看到它了。"赵子叔叔在前面带路。

"它是谁呀？"田小七很奇怪。

没人回答田小七，爷爷和赵子叔叔脸上都是凝重的、严肃的。

走了不知道多久，赵子叔叔突然示意大家都停下。

几个人都静悄悄地蹲在草丛中，顺着赵子叔叔的目光望去，田小七看到了一只长的像鹿的动物，正在静静的吃草。

"这是鹿吗？"田小七悄悄地问。

爷爷做了一个安静的手势，制止住田小七的提问。

却见那只像鹿的动物很警觉地抬起头，吓

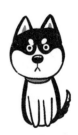

得田小七不敢问了。

那只动物听了一会，自我感觉安全了，又开始慢条斯里地吃草。

赵子叔叔轻手轻脚地掏出一只像弩一样，但是比弩小很多的武器，轻轻递给爷爷。爷爷拿稳，搭上一支小箭，拉开，对准，只听嗖的一声，小箭飞了出去。那只动物觉察到了危险，下意识想跑，但是没有快过爷爷的箭，"砰"的一声射中了，它扑通倒在地上，挣扎了几下，一会就失去了意识。

田小七被爷爷敏捷的身手惊呆了，赞叹道："爷爷，您真棒呀，怪不得赵子叔叔说爷爷是最棒的猎手。"

这时候爷爷才松了

口气，说："多少年没有用了，今天为救孩子破个例。"

"这是什么呀？这是鹿吗？难道我们打鹿回去吃吗？这只鹿能救毛毛？"田小七憋了一肚子的问题。

"这可不是鹿，这是麝，它胆子很小，听觉很好，听到一点声音就会飞快地跑掉，是森林里的胆小鬼，所以我刚才不让你说话。"说完，爷爷快步走到麝的身边，仔细看了看，欣喜地说："太棒了，太有运气了，这真是只雄性的，有麝香。来，赵子，搭把手，帮我一起取出来。"

"麝香？"田小七很激动，他知道这可是一种网红药！他只是听说过，却从没有见过。

只见爷爷从麝的肚子上找到一个毛茸茸的球，拿出一个比耳勺还要小、还要精致的小勺子，小心翼翼地将小勺子伸进毛球内口里。赵子叔叔则掏出一个小瓶子，打开盖，等着爷爷。

爷爷挖出一点黑乎乎、颗粒状的东西，田小七闻到一股强烈的恶臭，差点被熏倒，马上捏住了鼻子。

爷爷和赵子叔叔好像都已经习惯了这种

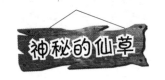
臭气，密切配合着，将挖出的那点东西放进瓶子里。爷爷说："嗯，够用了。"赵子叔叔马上盖好盖，收了起来。

爷爷这才擦了把汗，如释重负地说："任务完成，咱们回家吧！"

"那这只麝呢？不带回去吗？"田小七提醒道。

"麝是保护动物，越来越少了，可能有一天就消失了。"爷爷叹了口气。"最近被猎杀的保护动物太多了，以前我们打猎或采药，只是够吃够用就行。但是现在，人们却为了挣钱，随意地猎杀动物，随意地挖掘药材，这就是我不再打猎的原因。"爷爷叹了口气："这只麝只是被麻醉了，一会就会醒过来。它醒过来以后，还可以自由自在地活着。"

爷爷说完，头也不回地快步走了。

田小七紧紧跟着一老一少两个猎人，回到了小木屋。

两个女孩子等急了，一见到他们，立刻围了过来。

"爷爷，你们找的什么药呀？找到了吗？"小茯苓急切地问。

"找到了，就是这个。"赵子叔叔把瓶子递给孩子们看。

这个像泥巴颗粒的东西就能救命？小茯苓和林夏夏感觉

不可思议。

"这是什么?"

"这是麝香。"

"麝香!我知道,就是那个能堕胎的药?"林夏夏也想起了这是宫廷剧中的网红药,她考完试后追剧,记得几乎每个电视剧中都有这个药,是剧中坏人用来给这个妃子那个娘娘堕胎的。

"是的,孕妇绝对不能用麝香。"爷爷感叹电视剧对孩子们的影响,"但是咱们用麝香,是因为它能唤醒昏迷的人。你们知道有一种非常好的中成药,叫安宫牛黄丸吗?"

小茯苓知道安宫牛黄丸,爸爸还存了2盒在家里呢,放在绢丝做的盒子里,很珍贵的样子。"我爸爸说这种药很神奇,是专门唤醒人用的。"

"是的,麝香就是里面最重要的药物之一。"爷爷点了点头。

"唤醒人,这么神奇,怎么唤醒?昏迷的病人都能用吗?"田小七顿时感觉脑子都不够使了。

　　爷爷并不回答，自言自语："对昏迷的人，可以试一试，有可能使人苏醒。不行的话，我和赵子叔叔得马上送这个娃娃去县医院了。"

　　爷爷小心地打开了瓶子，那种恶臭味又窜了出来。

　　"啊，不是麝香吗？怎么这么臭呀？"小茯苓和林夏夏都捂住了鼻子。

　　"这个是麝香的原材料，还要用水稀释一下。"爷爷说完，在碗里盛了一些水，然后从小瓶子里取了一点麝香，稀释之后，大家这才闻到了一股异香。

　　哦，怪不得叫麝香，小伙伴们这时候才深切地感受到"麝香"这个名字的来源。

　　爷爷取了一点，掰开毛毛的嘴，倒了进去。

　　过了一会，毛毛皱了皱眉头，喉头动了一下，哼了一声。

　　"醒了！醒了！"小伙伴喊起来，爷爷也舒展开紧皱的眉头。

　　毛毛含糊地问："谁呀？"

　　小伙伴们激动极了，又喊起来："毛毛！我是田小七！""我是小茯苓！""我是林夏夏！"

毛毛皱着眉头睁开眼睛，问："我这是在哪里呀？"

"听赵子叔叔说，你掉进陷阱了！你怎么掉进去的？我们怎么不知道？你掉进去时怎么不喊我们？"小茯苓有一大堆的问题等着毛毛回答。

"先让他好好休息一下，吃点东西，等他恢复体力后再问。"爷爷打断了小茯苓。

毛毛醒了，这让所有人都放下了心。小伙伴们开心之余，也惊叹大自然的神奇。

小茯苓追着爷爷问："爷爷，到底是为什么，毛毛能醒过来，这种神药，对了，它叫麝香，能唤醒所有昏迷的人吗？"

"这可不是，不是所有昏迷的人都能用，只有某些病才能用，如果因为长时间生病，身体很虚弱引起的昏迷，就不能用了。好了，离天亮还有一段时间，大家快睡一会去。"爷爷把孩子们赶上床去。

一惊一吓一开心，几个小伙伴放松下来，突然感到很困，不一会就挨着睡着了。谁也不知道，明天又会发生什么事情呢？

兄弟，欢迎回归

第二天一早，小伙伴们都起得很早，围在毛毛跟前，紧紧盯着他，好像在看失而复得的宝贝。

毛毛睡着睡着，突然感觉不妙，睁开眼，看到几双瞪着自己的眼睛："吓死本宝宝了，你们干什么呀？这样隆重！"

田小七摸摸毛毛的脸颊，说："是你吓坏了我们才对！找不到你，我们担心死了！"

"别只口头表达关心呀，拿出实际行动呀！也不给我拿点吃的，本宝宝快饿死了！"毛毛睡了一晚上，恢复了体力，又开始调侃了。

"我去拿。"林夏夏飞快地拿来了碗粥和窝头。

小茯苓把窝头一股脑塞到毛毛嘴里。

毛毛被噎到了，说不出话，只是嗯嗯地叫，林夏夏赶紧给他灌了一点粥。

毛毛缓过来了，问："这是什么？"

"这是玉米粥和玉米窝头。"

"这就是传说中的窝头啊，真好吃，还是在森林里生活幸福！"毛毛饿坏了，大口地吃着饭，一改平时挑食的习惯。

田小七说："算了吧，把你关在森林里一个月试试，你肯定受不了。饿了什么都好吃。"

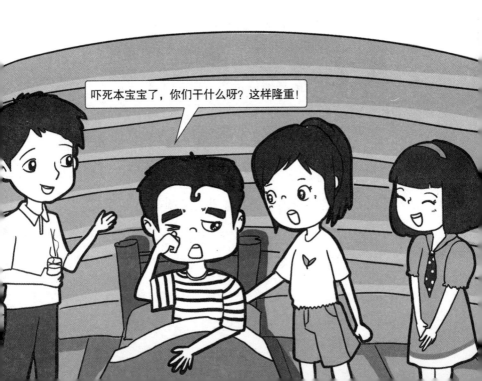

林夏夏泪眼婆娑地看着毛毛说："毛毛，找不到你，我们担心死了。太好了，终于找到你了。我以后再也不和你打架了，一定好好照顾你。"

毛毛被林夏夏的表情和话吓了一跳，大叫起来："哎呦，林大小姐呀，你可别好好照顾我，吓死我了！你还是和我打架吧，这样我感觉比较舒服一点。"

林夏夏抹着眼泪笑了，她一点也不在乎毛毛的调侃，感觉只要找到了他，怎么调侃都无所谓。

"无论怎么样，兄弟，欢迎回归仙草探险队！"田小七很郑重地伸出了手，小茯苓和林夏夏也一起伸出手。

毛毛望着小伙伴们，突然感到自己在团队中原来这么重要，眼角有些湿，他赶忙偏过头，说："你们干嘛呢，这么煽情！恶不恶心？"

"你怎么掉进去的？我们咋一点都不知道呢？"小茯苓问。

"别提了，你们在前面走着，我在后面看到一些很特别的花，心想这是不是人参呀，就想采一些给爷爷看看。"毛毛挠了挠头，"结果走着走着，看着近，还不近，眼看着快到了，没想到脚下一滑，掉进了一个洞里。"

"后来呢?"林夏夏问。

"后来就什么也不知道了,再就看到你们了。"毛毛有点不好意思。

几个小伙伴对毛毛浓厚的兴趣,一直持续到他吃完早饭。

这是因为,爷爷和赵子叔叔的谈话,成功转移了他们对毛毛的兴趣。

"赵子,别说,这麝香作用还是很强呢!"

"是呀,邱叔。还有,麝香这东西真金贵,上次我进城,打听了一下,听说一克1000多块呢!"

"就是因为太贵了,才引来这么多人杀麝取香。唉!真担心有一天再也没有麝了。"

赵子叔叔一时无语,陪着爷爷叹了会气。

爷爷说:"赵子,谢谢你了,多亏你,救了毛毛这个娃。还有其他的几个娃娃,要不是你,唉!"

"您说这话可就见外了。这几个娃娃的确很莽撞,这个需要以后改一改。但是,邱叔,您可别责怪他们。小孩勇敢是好事,不是自古英

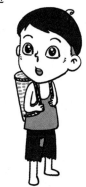

O81

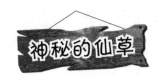

雄出少年吗?"赵子叔叔说的话真在理。

"赵子,我何尝不知道这个理呀,你哥比他们还小的时候,我就带他进山了。可是现在的孩子哪里吃得了这个苦,都是命根子,捧在手心怕摔了,含在嘴里怕化了,咱老一辈担不起责呀!"爷爷却在叹气。

"邱叔,是这个理。但咱们山里人的后代怕啥?这娃随您也差不了。这个进山就像开车,胆大心细,熟能生巧。您老也好长时间不进山挖人参了,要不咱们今天带着几个娃娃一起挖一次人参,让他们也见识见识人参长得啥样!"

"这可不行,我的这个心呀,一直都吊到了嗓子眼里。看毛毛这娃娃醒过来,才好歹松了一口气,可不能再冒险了。"

"邱叔,有您呢,还有我!怕啥!再说又是白天。"

"就是,爷爷,您是我见过最博学、最勇敢的猎人了!有您带着,我们什么也不怕了。再说,还有赵子叔叔帮您带我们。"赵子叔叔的话把小伙伴们最初的兴趣再次激发起来,田小七瞅准时机,赶紧又拍了一下爷爷的马屁。

爷爷动了心,看着赵子,再看看期待中的孩子们,犹豫了一会，说："好吧，去试试吧。但是，要快去快回，无论挖得到还是挖不到人参，都要尽快赶回来。"

赵子叔叔说过，挖人参既需要体力和经验，也需要运气。小伙伴们有这么好的运气吗？能找到心中的仙草吗？

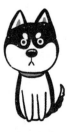

仙草的近亲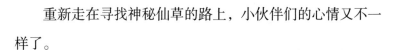

重新走在寻找神秘仙草的路上，小伙伴们的心情又不一样了。

"我觉得踏实多了，上一次既不认识人参，也不认识路。"小茯苓发自内心的感叹。"但这次有准备了，跟爷爷和赵子叔叔学习了很多知识，了解了大森林，也了解了人参。"

"最重要的是，跟着爷爷和赵叔叔这两位经验丰富的猎人。"田小七补充道。

小伙伴们都没笑话田小七的马屁，而是认同了他的话，上次的冒险确实是莽撞的，而这次大家确实感到格外的踏实。

"你们都记得人参的样子了，我们做个游戏，看谁先找到人参，就说明谁和人参最有缘。"赵子叔叔教了基本的人参知识后，逗几个小伙伴，"并且，第一个找到人参的孩子有奖励。"

"什么奖励?"几个小伙伴充满了好奇。

"保密。"赵子叔叔笑了。

"我当头棍，你当边棍。"爷爷对赵子叔叔交代说。

"啥? 啥棍子?"毛毛不明白和棍子有啥关系。

"这是挖参人的行话，说的是咱们的分工，就是我和邱叔带路。"赵子叔叔解释说。"咱们进山叫放山，寻找人参叫压山。"

"还有，我们进山挖人参的时候，不能提人参，而是叫它棒槌!"爷爷笑着说。

"棒槌! 我上课回答不出问题，老师也叫我棒槌，原来我和人参同名呀! 原来老师在变相地夸奖我啊!"毛毛面露喜色。

"挖人参的行话都这样有趣!"小茯苓心里暗暗地想。

小溪仍旧潺潺地流着，反射出耀眼的光，花儿依旧鲜艳地盛开着。但是小伙伴们心中有了新的目标，谁也不再关注仙草之外的事

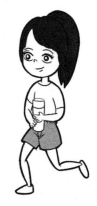

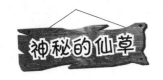

情了。

"快看！爷爷，我找到人参了！赵叔叔，我找到人参了！我和人参最有缘分！"毛毛突然惊喜地喊叫着。

大家的注意力一下子被毛毛吸引过来，爷爷和赵子叔叔仔细地看了看毛毛找到的"仙草"，相互一笑。

"为什么笑呀？"看到爷爷和赵子叔叔笑，毛毛顿时感觉自己挖的"仙草"可能是杂牌军。

"这不是人参。"爷爷缓缓地说。

"可是，这很像人参呀！"毛毛抗议，虽然很没有底气。

"这个是人参的近亲。"赵子叔叔解释说。

"人参还有近亲？"林夏夏惊奇地问。

"那它的近亲是？"小茯苓也很想知道。

"这个是三七，茎、叶、花、枝和人参都非常相似。"爷爷回答。

"还有西洋参，和人参、三七都长得很像，外行人很难分，都是近亲。"

"记得有一个老专家说，人参、西洋参和三七长得很像，因为都是五加科的，被称为五加科三兄弟。五加科听说是特别古老的一个品种。"赵子叔叔补充道。"你们知道有多么古老吗？听说距今有一亿多年，和恐龙一样古老。"

"哇！这么老！"毛毛吐了吐舌头。

"西洋参我知道，我亲戚从加拿大回国探亲，给我爷爷奶奶捎了一些。怪不得长得很像，原来它们是一家的！"田小七若有所思。

"为啥叫三七？两个数字在一起是啥意思？"毛毛还有疑问。

赵子叔叔善解人意地开始科普："三七是中药，能止血，还能活血。"

"哦，为啥叫三七呢？"

"别急，毛毛。我听老辈说，三七的名字有几个传说，一个传说认为三到七年生的三七药用效果最好。据说有两个兄弟，哥哥……"

"哥哥很勤劳，弟弟很懒惰。"毛毛插话说："故事都是这么讲的。为什么哥哥一定勤劳，弟弟一定懒惰呢？我就是哥哥，我就有点懒，可我弟弟却很勤劳。"毛毛吐了吐舌头。

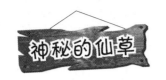

"听赵子叔叔把故事讲完。"小茯苓急着听故事，不由自主踹了毛毛一脚。

"的确是，哥哥很勤劳，弟弟很懒惰，这是故事的套路。以后这样的故事可以改一改。"赵子叔叔笑着说："哥哥种了一大片三七，专门给人止血用，救了很多人，也挣了很多钱。弟弟看着很眼馋，一天晚上，他偷偷溜进哥哥的院子里偷了几棵三七，去集市上卖。正好碰到地主的儿子出血不止，弟弟就以高价卖给了地主。"

"治好了吗？"毛毛好奇地问。

"没有，非但没有治好。地主的儿子吃了弟弟卖的三七之后，血流不止，死掉了。官府就把弟弟抓起来了。"

"为什么呢？他不是挖的哥哥种的三七吗？那是假药吗？"毛毛对假药很敏感，很痛恨假药。

"别急！别急！"赵子叔叔笑着说。"哥哥听说之后，赔了一大笔钱，最后好不容易把弟弟放出来了。弟弟出来之后第一个句话就问哥哥：你院子里种的三七是假药吧！害的我坐了牢！哥哥语重心长地告诉弟弟：'我种的三七不是假药，但是三七得种上三年以上才有药用，而你偷的三七是我刚刚种上的，根本没有药用。'一席话说得弟弟心服口服，低下了头。从此，大家都知道了三七需要种植三到七年，这就是名字的第一个来历。"

"还有，你们看，三七也喜欢生长在比较阴凉的环境，最好是三分阳光，七分阴凉，这是三七名字的第二个来历。"

"要求这么高！那还有其他原因吗？"田小七问。

"有，你们仔细看看，三七有什么特点？"赵子叔叔问。

小伙伴凑上去继续观察。

小茯苓说："好像有规律呢！你们看，三七长了三枝，每一枝都有七片叶子。"

"噢，怪不得用两个数字做名字呢！"小伙伴们恍然大悟。

"我想起来了，我吃过三七，有一次去饭店，妈妈点了一个菜，叫凉拌田七，这个田七就是三七吧？"林夏夏说到吃饭，突然肚子咕噜响了一声，想起来该吃午饭了，但是没好意思说。

"对！不过咱们三七入药用部位是根，而你吃的是叶子。"爷爷点点头。"因为三七多产在广西的田州和云南，所以常被称为田三七和云

三七，田三七就是田七。"

了解了三七，小伙伴们有点小兴奋，也有点小失望，毕竟这不是人参，于是继续寻找人参。

"人参！人参！你在哪里，快点出来啊，我们带你回家。"毛毛喊着。

"别喊了，你这样会把人参吓跑的。"林夏夏提醒道。

"拉倒吧，人参有腿吗？怎么跑啊？"毛毛怀疑。

"呵呵，人参会跑的，你连喊带打，人参早就跑掉了。我们找人参的时候，基本都是静悄悄的，说话也是小声说。"赵子叔叔低声告诉大家。

人参真的有灵性？真的会跑？真的默默地待在某个地方静悄悄地看着自己？小伙伴们心中充满了疑惑。

会跑的人参娃娃

　　走了很久，仍然没有见到人参的踪影，爷爷突然停住了，对大家说："这里的人参不好找，得换个山头。"

　　"为什么？"小茯苓不知道爷爷从哪里得到的信息。

　　爷爷好像没有听到，一直在看天，突然指着一个山头说："去那里，那里好像有人参！"

　　"您怎么知道的？"小茯苓的好奇心不断增加。

　　"咱们找人参的时候，要仔细观察周围环境。刚才我看到有折断的树枝，这叫打拐子，提示这边刚找过了，咱们再找到人参的可能性不大，就得换个地方。我刚才看天，在人参生长的地方，在上方天空中多会出现紫色的雾。诺，那边就有一片紫色雾。"爷爷回答。

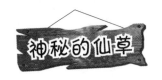

"这是不是因为人参生长的地方空气湿度大，容易形成雾？而紫色光穿透性最强？所以会看到紫色的雾？"田小七随时随刻地展示学霸风采。

"你这个娃娃爱动脑子，你这一解释，我也明白了！"爷爷拍了拍田小七的肩膀，赞许地说。

大伙跟着爷爷爬到了另外一个山头。

毛毛一屁股坐到了石头上，说："总算有块石头，可累死俺了，俺得坐上歇歇了。"

赵子叔叔对毛毛说："找人参的时候可不能说话。万一说了，说了什么，就要背着什么走。"

"啊，难道我要背着石头走？"毛毛傻了。

"嗯，你要碰到蛇的话，还要背着蛇走！"赵子叔叔一本正经地说。

"真的？"毛毛更傻了。

爷爷看着毛毛当真的样子，笑了："孩子，真有这个风俗。不让说话的原因，是让你集中精力找人参，别分神。让你背着石头和蛇走，是为了让你记住这个要求。"

"吓死我了！我以为真的要背着石头走呢！"毛毛松了

一口气。

　　玩笑过后，大伙安静下来，每个人都在集中精力地找人参，连毛毛也不例外，他从没这样用心过。

　　突然，林夏夏在一片茂盛的草丛前站住了，问："爷爷，这是什么？"她发现了一棵不一样的植物，与众不同的叶子，这不是赵子叔叔说的五片小叶吗？这是不是传说中的人参？

　　"爷爷！爷爷！你快来看看！这是人参吧！！"林夏夏想不到首先发现人参的幸运会降临到自己身上，转过头，冲大家兴奋地喊了起来。

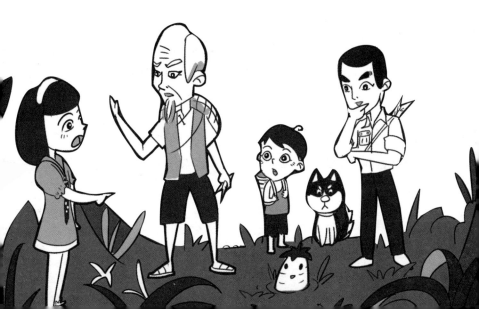

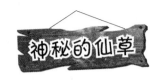
"别喊别喊！它会跑的！"田小七提醒林夏夏。

林夏夏吓了一跳，回头望去，果然找不到刚才发现的人参了。"人参娃娃真的跑了，它去哪里了？去哪里了？"林夏夏急得哭起来。

"娃娃，别急！别急！"爷爷和赵子叔叔一边安慰林夏夏，一边仔细地找起来。

"这不是吗？孩子。"爷爷笑呵呵地指着一株植物说。

林夏夏立刻凑过来，破涕为笑了。

小茯苓心里充满了对爷爷的崇拜，爷爷真棒，总能解决各种问题。干嘛崇拜影星、歌星，自己的爷爷就是一个偶像！

爷爷和赵子叔叔仔细地看了一会，又小声商量了一会，然后对孩子们说："娃娃，虽然是人参，但是不能采！"

"为什么？"林夏夏的心情像过山车。

"因为它太小了，只是个人参宝宝，比我还小。"灵芝抢着说了。

赵子叔叔点点头，回答："是的，你们看，只有五片小叶，说明参龄只有2年。我们采参人约定，不采这么小的人参。"

"对，我同意，如果采了，这就叫涸泽而渔。老师告诉我们，应该保护这些幼苗，不应该一网打尽。"田小七补充说。

"啥泽？啥鱼？"毛毛弄不懂人参怎么和鱼扯上关系了，不过也没人给他讲这个关系。

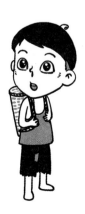

充满灵气的人参

　　"周围可能还有人参，我们再仔细找找。"赵子叔叔提醒大家，也安慰失望的林夏夏。

　　"您怎么知道附近还有人参？是它的爸爸妈妈在附近吗？"毛毛好奇地问。

　　"那倒不一定，我也不知道它们有没有亲属关系。"赵子叔叔笑了。"但是你看这个标志。"赵子叔叔指着树上说。

　　大家仔细地看，发现有一块树皮除去了，被人用刀子刻了一个小标志。

　　"这个标志就是以往采参人的友情提示，告诉我们，这里曾经挖到过人参，所以我们还有可能挖到参。你们看上次挖的是六匹复叶，挖参的人是三个。"赵子叔叔说完，低头继续在草丛里找起来。

"爷爷，赵子叔叔，你们快看，这个是不是人参?"这次轮到小茯苓激动了。

"这是人参，至少几十年的参龄了，可以挖。"听爷爷鉴定完，小茯苓乐晕了。她的眼睛不敢离开人参，生怕一离开，人参就跑了。

再看赵子叔叔和爷爷，又开始天衣无缝地配合了。

赵子叔叔从袋子里找出一根绑着铜钱的红绳，小心翼翼地拴在人参上。

爷爷从包里拿出一个白色的精致小棍子，磨得很光滑、很细腻，一头有些尖，一头有些钝。

小茯苓问："爷爷，这是挖人参的工具吗?"

爷爷点点头："嗯，是的。人参很娇贵，长了很多的须根，挖人参特别忌讳弄断了须根，所以必须用专门的工具。铁的不行，木头的也不行，只有用鹿骨做的工具才行。"

爷爷接着用那个鹿骨做成的神奇工具，开始一点点挖起来。赵子叔叔则到另一边挖出了一块湿湿的青苔，放在那里，然后轻轻地用衣服给爷爷扇着风，赶走蚊虫，时不时用毛巾擦擦爷爷

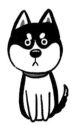

额头渗出的汗珠。

爷爷挖人参的样子，很像一位考古学家在小心翼翼地挖出一件巧夺天工的艺术品。其实这就是艺术品，只不过不是人类的作品，而是大自然鬼斧神工的艺术品。

也不知道挖了多久，只见爷爷轻轻地将一棵完整的的人参捧了出来，放在赵子叔叔早已准备好的青苔上。

两个人配合得那么完美，仿佛是一对天生的搭档。

这时候爷爷才松了一口气，擦了一把汗，把人参头顶上红红的小果实摘下来，放在刚才挖出人参的坑里，填上土。然后在旁边的树上同样做了一个标记，告诉后人，这里也曾挖出过人参。

"几十年的人参，要是人，就快赶上我的年龄了！"爷爷做完一切，对小伙伴们说。

"怎么看出来人参的年龄？"

"这是人参的腿吗？人参真的有腿？人参娃娃真的会跑？"

小伙伴们心中充满的各种疑问，像机关枪一样射了出来。

"等等，等等，别着急。"爷爷仍旧不急不慢的。

"爷爷，您先告诉我，人参真的会跑吗？怎么刚才我一喊，人参真的不见了呢？"林夏夏急着想知道答案。"人参真的听到了我的喊声？人参真的躲了起来？那人参有眼睛吗？它会看我吗？人参有耳朵吗？它会听到我说话吗？"

"你说的是人吧，不是人参！"田小七听着，忍不住笑起来。

爷爷找了个地方坐下，笑眯眯地看着这些充满疑惑的小伙伴们："人参很神奇吧？人参长的很像人吧？有人的形态，所以叫人参。"

小伙伴们不约而同地点点头。

"这是你们认为的头，叫芦头。你们看像什么？"爷爷指着人参最上部的地方说。

"像脖子，和我吃过的辣鸭脖特别像，一节一节的。"毛毛突然想起自己吃过的美食，感觉肚子空荡荡的。

爷爷欣赏毛毛的想象力，"比较接近，你们看，这个芦头形态是弯曲的，确实一节一节，与大雁的脖子很相似，所以有个名字叫

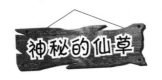

'雁脖芦'。"爷爷解释说。"你们看，这上面有个痕迹，叫'芦碗'。人参的年龄越大，这个芦碗就随着逐年增加。所以我和赵叔叔可以根据芦头的形态来判断人参的年龄。"

哦，原来是这样，小伙伴们以为爷爷会算呢，原来都是科学，都是知识。

"这是人参的主根，叫作体，像人的身体。你们看，人参的皮是不是细腻的，像不像锦缎，就是古代有钱人穿的衣服。"爷爷指给小伙伴们看。

"真的是这样，我记得很多宫廷剧中，娘娘们穿的衣服都是锦缎做的，就是这样的。"林夏夏联想到自己看的古装剧，不由得赞叹道，"人参长得真精致呀！"

"人参在生长中，皮的色泽是亮黄色，犹如古代帝王龙袍一样，又如锦缎般细腻，所以叫作锦皮。"爷爷继续介绍着。

"哦，是的。据说从唐代开始，只有皇上才能穿黄色呢！"田小七点点头。

"上面还有很多横纹，这是因为人参在生长过程中，遇到寒冬，主根本能地往地下收缩。久而久之，人参根部被紧紧压缩，形成了许多横纹，就像我脸上长出的皱纹。"爷爷又举出一个生动形象的比喻。

"爷爷，我们挖到的人参是两条腿的，但是以前我看到的人参却有三条腿，人参到底该有几条腿?"田小七饶有兴趣地问。

"这次我们挖到的人参有两条腿，恰似一个人字形，在形态上灵动自然，最受人们喜爱，所以叫灵体。三条腿的人参叫作笨体。"

"笨体是不是就是笨参，脑子笨的一种。笨体是不是就像我一样，是人参中的学渣?"毛毛自嘲地说。

"这可不是。人参没有笨的，都是有灵气的，就是形态不同。你们小学生也没有笨的，没有什么学渣，有的就是努力或不努力。"

"有一条腿的吗?"毛毛不想多谈自己，忙岔开话题。

"还真有一条腿的，叫作牛尾巴参。"赵子叔叔补充说。

"你们看，下面还有很多须，好像我爷爷的胡子。"毛毛觉得很有趣。

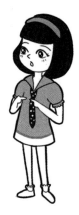

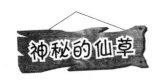

"这些须，很像老爷爷长的胡须，叫人参的须根。须根是越长越好，这是因为野山参在恶劣的环境下，为了生存寻找水分营养而不断延伸。"

"所以人参真不愧是仙草！自然界的生物真是奇妙呀！"小茯苓感叹道。

爷爷点点头："所以人类要敬畏自然，要爱护森林，要与森林和谐相处。因为人和森林是一个整体，谁也离不开谁！人参集中了天地的精华，生长得很缓慢，不能着急，需要耐心等待，尤其是野山参。所以刚才夏夏发现的人参宝宝，我们放弃了，让它自由地长大吧。"

"那人参听到声音会不会躲起来？"毛毛好奇心再次蹦出来，急不可耐地问下一个问题。

"别着急，听我讲完。"爷爷乐呵呵地说，"人参宝宝会跑，这只是一个传说，不是真的。"

"那为什么都说人参会跑呢？"林夏夏感觉人参刚才就是跑了，要不怎么看不到了呢？

"人参成熟期需要很长的时间。在这个缓慢的生长过程中，除了要经受暴雨、冰雹等自然灾害的侵袭，还要遭遇虫吃鼠咬、野兽践踏等意外伤害。"爷爷解释道。

"所以人参就要有自我保护机制，对吗？爷爷。"小荗苓忍不住问了。

"是的，一旦遇到外来伤害，人参就会将露出地面的茎叶脱落，进入休眠状态，躲在地下不出来，这个过程可能持续三五年，甚至十余年，所以人们第一次发现人参没有采摘，当再次去它生长的地方寻找时，发现它不见了，就认为它跑掉了。由于人们对人参的喜爱与尊崇，长久以来，就演绎成人参娃娃会跑的美丽传说。"

"哦，原来这样！"小伙伴们点点头。

"可我刚才怎么也找不到人参了呢？难道那一会的时间，人参也休眠了吗？"林夏夏还是很疑惑。

"那是因为你心里认为人参会跑，刚才一着急，感觉人参跑了。其实人参没有跑，就在你脚下。"爷爷分析道。"只要你静下心来，就会发现人参还在原地。"

"是呀，着急会让智商下降呀。其实爸爸说过，遇到事情别着急，越急越乱。有时候大人讲的道理感觉没什么用，但是遇到事情了，才

103

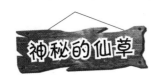

发现这些道理非常有用。"小茯苓暗暗地想。

"所以读万卷书，不如行万里路。"田小七仿佛看穿了小茯苓的想法。

小茯苓嘿嘿一笑，暗自赞叹："人参真的是一种有灵气的植物呀！"

小伙伴们看到了传说中的仙草，处处充满了神奇的色彩。

"完成任务了！"毛毛乐滋滋地喊。

"还没完！"赵子叔叔严肃地说。

"为什么？还有什么事情？"毛毛奇怪了，他把眼神投给了田小七，可田小七也不知道。

"保密！"赵子叔叔神秘地笑了。

夜晚的救命声

吃完了晚饭，赵子叔叔说："孩子们，我们还有一个任务。你们说，这棵人参应该怎样分？"

毛毛说："我觉得，应该给小茯苓，她首先发现的。"

林夏夏说："可我认为应该给爷爷和赵子叔叔，没有他们就不可能找到人参，更不可能挖出人参。"

小茯苓一直没说话，听小伙伴们讨论。她犹豫了一下，鼓足勇气说出来："我把人参给田小七。"

"哈哈！你是不是喜欢田小七？"毛毛逗小茯苓。

"才不是呢！你别胡说！"小茯苓急红了脸。

毛毛还要逗小茯苓，爷爷用眼神制止了他。

爷爷问小茯苓："孩子，你说说，为什么给田小七？"

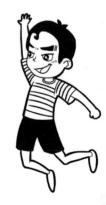

小茯苓说："因为田小七的奶奶身体很虚弱，需要用人参。而我们无论谁要人参，只是留着观赏，或把它卖掉。但我觉得只有把人参给了需要的人，才能发挥它的价值。所以，我想把人参给田小七！"

爷爷和赵子对视着笑了："好孩子！这是很重要的一件事情！以往挖人参不是最难的，最难的是，挖到人参之后如何分人参。有一些挖人参的人齐心协力把人参找到挖出来之后，却因为如何分人参打得不可开交，甚至是互相残杀。"

赵子叔叔接着说："后来挖参人就有了一个约定，无论几个人去挖人参，都要平均分，这样就不会有争执了。你们今天分人参的时候只考虑别人，不想自己，真好！真希望你们一直如此！"

得到赵子叔叔的夸奖，小茯苓有些不好意思，低下了头，一瞥眼，看到田小七感谢的眼神，也看到毛毛和林夏夏也在悄悄地给自己竖大拇指。

大家聊了一会，不知不觉，夜已经很深了。

赵子叔叔说："还是老规矩，你们睡觉，我和爷爷轮流守夜。"

田小七提议说："我也可以参加轮流守夜。"

"孩子，你还小，将来可以帮我们。好了，孩子们，去睡觉吧。"赵子叔叔笑呵呵地说。

"救命！救命！"一阵诡异的叫声惊醒了小茯苓，她惊恐地坐起来，不知道自己是做梦还是真的听到了！

小茯苓回头一看，林夏夏和田小七也醒了，还有爷爷和赵子叔叔，两个人头挨头，小声地讨论着什么。小茯苓悄声问："爷爷，赵子叔叔，你们听到救命声了吗?"

爷爷和赵子叔叔面色凝重地望着小茯苓，爷爷说："孩子，我们可能遇到了森林里最危险的动物。"

"最危险的动物！啊？那是什么?"小茯苓声音都颤抖了。

"人！"爷爷回答。

"人？爷爷，你在开玩笑?"田小七惊讶地问。

"我没有开玩笑。"爷爷的样子一点也不像开玩笑。"有贪欲的人！不满足的人！再危险的动物，只是想填饱肚子。但是贪婪的人却不一样，没有满足的时候！"

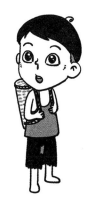

"爷爷，我们应该怎么办？"毛毛也醒了，站在后面，突然说话，吓了大家一跳。

"还有救命声是谁的？"小茯苓忘不了惊醒自己的诡异声音。

"我们去看看。"赵子叔叔提议。

"小心！毕竟咱们带着孩子们呢！"爷爷提醒赵子叔叔。小伙伴们看着森林的黑夜，仿佛有可怕的事情在等着他们。

"邱叔，我去看看，您陪着孩子们。"赵子叔叔提议。

爷爷沉思了一会，说："行，那你小心。"

赵子叔叔点点头，转身离开，逐渐消失在夜幕中。

时间过得真慢，赵子叔叔不知道走了多久，一直没有回来，大家都很担心，紧紧盯着赵子叔叔消失的地方。可是除了森林里虫鸟的叫声，什么都听不到。

爷爷按捺不住了，站了起来："不行，你们赵子叔叔年轻，经验少，我去找他。孩子们，你们就围着火，等我回来，我一定尽快回来。小七、毛毛，你们是男孩子，照顾好他们。"

没等小伙伴们回答，爷爷也大踏步地走了。那夜幕仿佛是一个无底的黑洞，悄无声息地吞噬了爷爷和赵子叔叔。

小伙伴们谁也不说话，害怕和担心占领了他们的小心灵。

毛毛首先打破了沉默："他们去了哪里？"

林夏夏没有回答毛毛的问题，而是又提出了一个新问题："是不是去抓偷猎的人了？"

小茯苓也是一肚子的担心："但为什么没有回来？"

田小七尽管不愿意这样想，但还是脱口而出："是不是遇到危险了？"

"我们该怎么办？"小茯苓着急地要哭了，她很担心自己的爷爷。

田小七努力让自己镇定了一下，说："等到天亮，我们去找爷爷和赵子叔叔。"

"那我爷爷会不会遇到危险？"小茯苓的眼泪流了下来。

"小茯苓，千万别慌张，想想该怎么办。现在已经是凌晨了。咱们既不认识路，也不了解大森林。如果现在去找，我们不但找不到爷爷

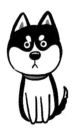

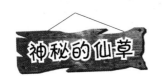

和赵子叔叔，反而可能会遇到危险。等到天亮，咱们就去找爷爷和赵子叔叔。"田小七看着小茯苓说。

这一夜显得那么漫长，小茯苓一点睡意也没有，呆呆地盯着火堆，心里惦记着爷爷。

几天来，爷爷一直是自己最坚强的后盾。有了爷爷，自己总觉得很踏实，但是爷爷却没有回来，小茯苓心里忐忑不安。

"别担心，小茯苓，我们一定会找回爷爷和赵子叔叔。"田小七安慰小茯苓。其实他心里也没底，但他答应了爷爷和赵子叔叔，要照顾好伙伴们，就一定要做到，因为自己是一个男子汉。

"那我爷爷和赵子叔叔究竟去了哪里？"小茯苓眼中含着泪水，问田小七。"那可怕的救命声究竟是谁的？"

小茯苓一连串的问题，田小七也不知道如何回答。但他知道，遇到事情不能慌，也不能急。

"我也不知道到底是怎么回事，但我相信只要别着急，就能想出办法来，咱们一定会找到爷爷和赵子叔叔。"田小七坚定地说。

"会的，小茯苓，我们一定会找回爷爷和赵子叔叔。"不知道什么时候，林夏夏和毛毛也悄悄地陪在他们身边。

在伙伴们的陪伴下，小茯苓度过了有生以来最长的一夜。

天终于亮了，小伙伴们简单地收拾了一下，把火灭掉，沿着爷爷和赵子叔叔离开的方向出发了。

赵子叔叔为什么没有回来？爷爷为什么不见了踪影？小伙伴们心中充满了恐惧和担忧。

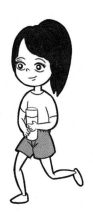

神秘的房子

走了一会，林夏夏忽然抽了抽鼻子，说："怎么有一股烟味呢？真难闻！"

毛毛也仔细闻了闻，说："真的呢，你鼻子真灵。"

"我特别讨厌爸爸抽烟。一闻到烟味，我就想咳嗽。"林夏夏皱着眉头说。

"可是森林里怎么会有烟味呢？"田小七沉思了一下，"附近肯定有抽烟的人。咱们小心点，应该不是好人。"

"你怎么能判断不是好人呢？"毛毛奇怪了。

"你想想，好人能在森林里抽烟吗？森林里是禁止抽烟的。"林夏夏回答他。

"放慢速度，咱们悄悄过去。"田小七提醒大家。

"好嘞！"毛毛显得格外兴奋，他感觉就像在森林里玩射击游戏，又感觉自己像一个侦察兵在执行任务。

"小心点，这可不是玩游戏。再说，你手里也没枪，别人手里可能有枪呢！"田小七看出了毛毛的兴奋，压低声音提醒他。

毛毛做了个鬼脸，心里又兴奋，又害怕。

几个小伙伴在草丛里悄悄地移动，突然，田小七做了一个停止的手势。顺着田小七的目光看过去，一座木屋突然矗立在大家视线中。

小伙伴们不敢妄动，只是俯下身子蹲在草丛里。过了一会儿，木屋里走出来两个男人，一个矮胖敦实，挺着肚子，但是脑袋尖尖的，脚小小的，远看上去像一个保龄球；另一个身体干瘦，脸色蜡黄，皮带晃晃荡荡地挂在腰上，像个稻草人。

"老大真邪门，饭还没吃，就让我们出去找人，找什么人！"保龄球看起来很郁闷。

"算了，可惜我那上好的烟叶了，没吸完就被……唉！老大啥脾气。咱们以后可得小心点，再说错话没准命都丢了。"稻草人劝保龄球。

"昨晚逮住的那小子醒了吗？你说他会不

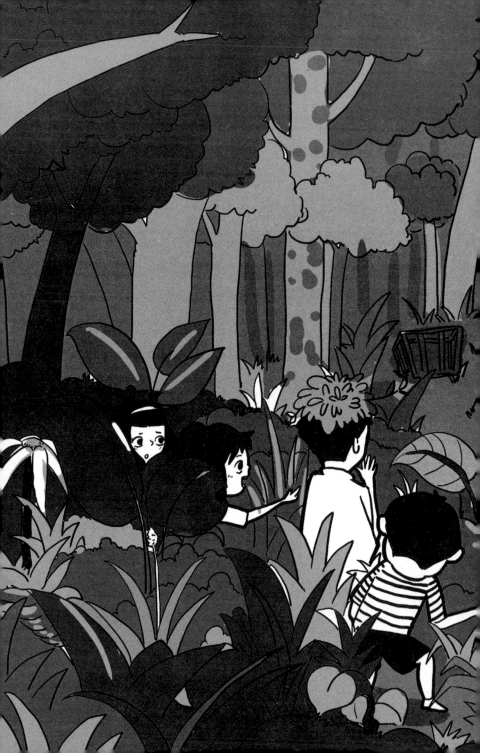

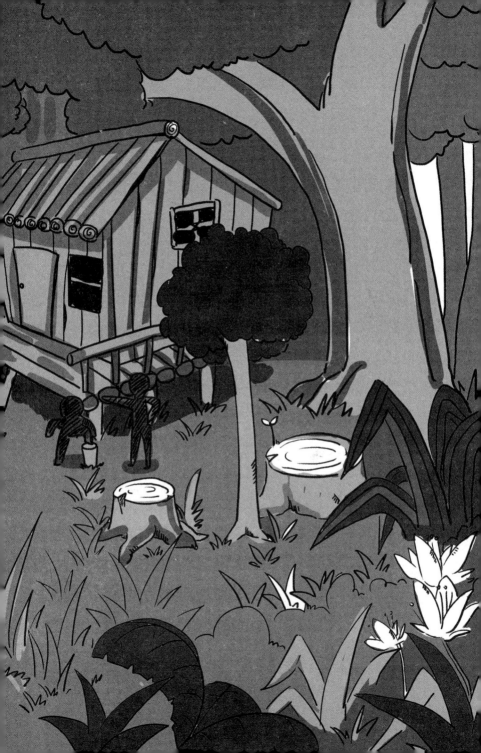

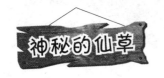

会有同伙？老大怎么就认为他一定有同伙？"保龄球问稻草人。

稻草人也迟疑了："不管怎么样，咱们出去找找吧，要不老大生气了，后果很严重呀！"

"是赵子叔叔被抓了？"小莜苓着急地小声问田小七。

田小七点点头，示意小莜苓别出声。

"我爷爷会不会也在里面？"小莜苓按捺不住心中的焦急。

田小七悄声说："等这两个人走了，我们去看看。听他们的话，好像就抓住一个人，爷爷应该不在里面。"

田小七回头示意毛毛和林夏夏过来，悄声说："我去找找，看看谁被关起来了。毛毛，你保护好小莜苓和林夏夏。万一我被抓起来，你们千万别冒险救我！"

毛毛郑重地点点头，说："我一定保护好她们！但，我们会尽力救你，不会抛下你！"

小莜苓也赞同："你放心，我们一定不莽撞！但一定会救你！"

田小七有些感动，转过身，不想让小伙伴们看到自己流出的泪水。

田小七悄悄地靠近了小木屋，绕到一个窗户旁边，往里看，里面有些黑，只见一个人坐在地上，被反绑着。

田小七仔细观察着，那个坐在地上的人突然不经意地侧过头。田小七心中一惊："赵子叔叔。"

"谁！快出来！！"田小七听到一个很可怕的声音，他想躲，但来不及了。

突然，一个壮实的汉子从屋后走出，一把将田小七抓起来，仿佛是捉住一只小鸡那样轻松，他的脸上露出一丝可怕的笑。

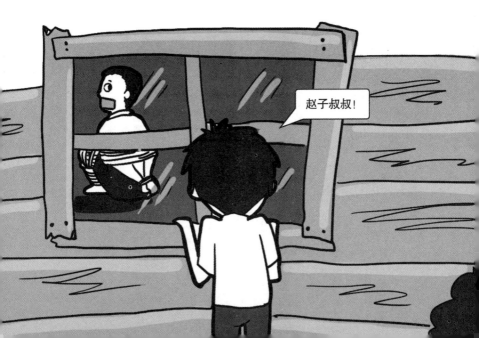

赵子叔叔！

以少胜多的办法

壮汉抓住他，把他带进小木屋，一走进这个小木屋，田小七就打了一个寒战。里面很昏暗，空气中弥漫着血腥的味道。汉子猛地一推田小七，他马上摔倒在地上，刚爬起来，看到赵子叔叔正在旁边，手被反绑了，口中则被塞了一块布，说不出话来。

赵子叔叔看到田小七被抓住，着急地发出"嗯嗯"的声音。

"小孩，你，认识他吗？"刚才那个可怕的声音又响起来，田小七这才注意到，在木屋的另一边站着一个人，长得并不难看，甚至可以说文质彬彬，戴着眼镜。但是透过眼镜，却射出一束凶光。

田小七不由自主地点点头。

"小孩，你们来干什么的?"眼镜问。

"老大，别跟他废话了，一大一小做掉算了!"旁边那个壮汉举起刀，寒光一闪。

"滚一边去!"眼镜声音虽不高，但是充满了威严，制止住壮汉。壮汉闭住嘴，收起了刀子。

眼镜继续问:"小孩，说实话，我不伤害你。你告诉我，你们是干什么的?"

"我们，我们……"田小七不知道该说什么好，他也不知道说什么才会对自己和赵子叔叔有利呢?

"他是我叔叔，今天带我来森林里打野兔。"田小七开始编瞎话。

"真的?"眼镜盯着田小七。

田小七又打了一个寒战，低下头，说:"真的!"

"把两个都拖出去杀了!"眼镜背过身去。

壮汉走过来，一手拎起田小七，一手拖着赵子叔叔，就要往外走。

"等等! 别杀我们!"田小七不知道哪里来的勇气，喊出来:"叔叔，我错了，我真的撒

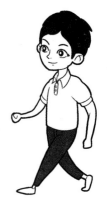

119

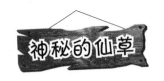

谎了，其实我们是找人参的！"

"等等。"眼镜再次制止住壮汉，转向田小七："你们真的是去挖人参了吗？找到人参了吗？"

"找到了，找到了，我们在森林里找到了三棵人参呢。"

"三棵人参？"赵子叔叔惊异地看着田小七，以为这个孩子吓傻了呢。

田小七没有退路了，继续编："你要不信，跟我去拿，我叔叔用青苔把人参裹好，藏在一个地方了。只要别杀我们，我把人参都给你们。"

眼镜盯着田小七，说："小孩，别骗我！骗我的人，下场会很惨！"

"我没骗你，我们的确挖了三棵人参，都在我们同伴身上。我带你们去找他们！"有了实际的挖参经验，田小七说得跟真的一样。田小七只想先保住赵子叔叔和自己的性命再说。

"他们真的是去挖人参了！"一个声音冷不丁传过来，一个戴着墨镜的瘦小干枯的人走进来，"挖了几棵？我不确定，去看看吧。"

眼镜和壮汉好像很听墨镜的话，对他也是毕恭毕敬的。

赵子叔叔着急地看着田小七，他猜不透田小七的葫芦里卖的什么药。

田小七避开几个人，悄悄递给赵子叔叔一个会意的眼神，赵子叔叔好像读懂了这个眼神，田小七难道想？但赵子叔叔不确定。

眼镜盯着壮汉，指着田小七，一字一顿地说："你，带他去拿回人参！说谎的话，直接杀掉！"

田小七点点头，说："等等！"

"什么事？"眼镜盯着田小七。

"得带着我叔叔，我是小孩，不认路，我找不到回去的路了。"田小七说完，转过头，对赵子叔叔说："叔叔，他们带着人参在捉麝的地方等着咱们呢！"

"在捉麝的地方？"赵子叔叔一愣。

"赵子叔叔，你可带好路，我想活命，我可不想像毛毛一样，迷了路。"田小七虽然着急把想法告诉赵子叔叔，又不敢显现出来。

"毛毛？哦！"赵子叔叔似乎读懂了田小七

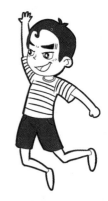

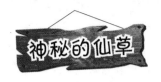

的想法。

眼镜看看田小七，再看看赵子叔叔，说："还有一只麝吗？你可别耍滑头！"

"有，我们打了一只麝，太重了，和人参藏一起了。"田小七从来没有撒过谎。但他感觉，对坏人就应该撒谎。

壮汉拍了拍胸脯，说："老大，他要敢耍滑头，我杀了他！"接着踹了一脚田小七："走！"

田小七和赵子叔叔就这样被押着上路了，谁也不知道，前方究竟有什么事情在等待着他们。

奔跑吧，孩子

再说小茯苓、毛毛、林夏夏和灵芝，眼睁睁地看着田小七被抓进屋子，立刻就想冲进屋子救人。但是小茯苓努力克制住自己，和林夏夏死死地拽住了毛毛。

毛毛急了："小茯苓，你没良心，田小七一路照顾我们，对咱们多好，现在咱得去救他！"

小茯苓说："你以为咱们冲进去，能救的了他吗？四个小孩能打过那个壮汉吗？再说，你知道屋子里有几个人？"小茯苓一连串的问话把毛毛说楞了，呆在那里。

小茯苓顿了一下，说："我也很想救他，可是，我觉得遇到事情千万不能着急，一定要镇定！保护好自己，才有可能救别人！"

小茯苓感觉到自己的后盾一个个都消失

了，自己其实有些支撑不住。但没有办法，只能告诉自己必须要坚强起来，有时候遇到一些事情，真的能让人迅速长大。

"我们先不动，观察一下，想想办法，爷爷应该没有被抓住。"小茯苓努力镇定下来，说。

"那爷爷去哪里了？"林夏夏问。

"我也不知道，但爷爷不会凭空消失。爷爷那么有经验，他是个老猎人，他一定在想办法。"小茯苓说。

没过一会，田小七和一个被绑着的男人走出来，一个壮汉也紧跟着出来。

"赵子叔叔！"林夏夏激动地差点喊出来，被小茯苓捂住了嘴。

"我想，田小七这是要告诉我们，他找到了赵子叔叔。可下一步他们要干什么？我感觉田小七可能有计划了。"小茯苓悄悄分析说。

"就一个人跟着他们，咱们想办法把这个人干掉，就能救出他们了！"毛毛跟着分析。

"那怎么干掉他？"林夏夏平生第一次感觉救人的想法战胜了害怕。

"不知道，先跟上再说。"小茯苓示意大家尽快跟上。

跟着跟着，小茯苓突然站住了，说："我怎么感觉这条路这么熟悉呢！"

毛毛说："是不是我丢了，赵子叔叔又把我捡回来的那条路？"

"是的！是的！你真聪明！"小茯苓由衷地说。

毛毛很享受被夸的感觉，以前总是被老师骂，被家长骂，被同学骂。现在感觉被夸也是蛮有意思的。

小茯苓说："我好像明白了田小七的想法，咱们来的路上，毛毛掉到一个陷阱里，田小七和赵子叔叔应该想利用那个陷阱抓住那个坏蛋。我们可以悄悄地跟着他们，帮他们把那个坏人引入陷阱。"

"我能帮你们！我跑起来可快啦，没有人追的上。"灵芝说。

"我也行。"毛毛跟着说。

"但那个陷阱在哪里？"林夏夏问。

"这个，这个，我也不知道。"小茯苓心想坏了。

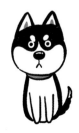

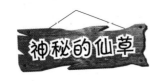

"我知道那个陷阱，被人遗弃了好多年了，离赵子叔叔家不远。"灵芝圆圆的眼睛一闪一闪的。

再说田小七和赵子叔叔被壮汉押着走，赵子叔叔按照田小七的想法，想把壮汉往陷阱那边引。

走了好一会，壮汉感觉有些不对："小孩，你想蒙我吧！哪里有什么人参？"

"你别着急，快到了！真的快到了！"田小七想稳住壮汉。

"我早就感觉你小子有猫腻，刚才就想让老大杀了你，反正你也不认识路，我先砍死你，少一个累赘！"壮汉拿起刀，走过去，正准备一刀砍下去。

与此同时，小茯苓对老二下了紧急指令："老二，去咬那个人！"

老二飞奔上去，一口咬住壮汉的腿。

壮汉突然感觉到一阵剧痛，低头一看，一只似狼非狼的动物咬住了自己，他连忙将刀调转了方向，想一刀捅了老二。

突然，对面草丛中传来一声断喝："不许动！"接着一块石头砸过来。

壮汉心中一惊，一躲，老二趁机跑了。

壮汉望过去，只见草丛中一动。他连忙赶过去，只见一个身影灵活地闪过去，壮汉追了过去。

那个身影很灵活，壮汉追了一会，眼看快追上了，突然后脑勺被砸了一下，回头一看，又出现了一个灵活的身影，

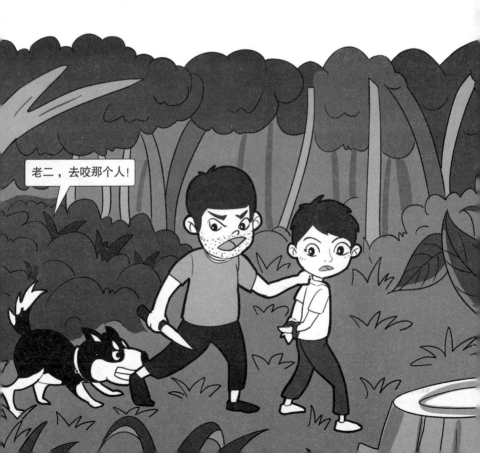

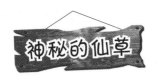

神秘的仙草

壮汉气得掉头去追。

　　哪个身影也没有追到，停下来喘气的功夫，壮汉却发现一个小孩子站在不远处，戏谑地说："大个子，真笨！你过来抓我呀！"

　　壮汉见又是一个孩子，于是恼羞成怒，拿起刀快步跑过去，不想突然脚底踩空，掉入了一个洞里。

　　毛毛见壮汉掉入了陷阱，松了一口气，快速冲到田小七

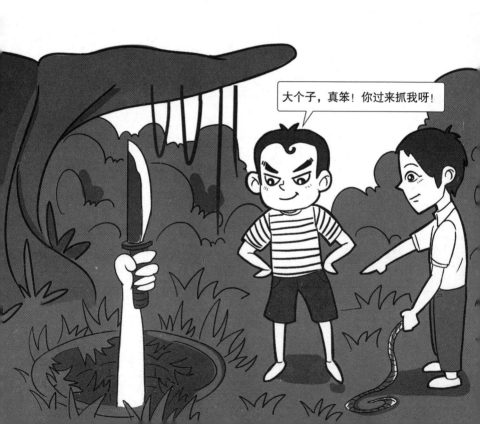

身边。

"快救赵子叔叔!"两个孩子手忙脚乱地拿出赵子叔叔口中的布,给赵子叔叔松了绑。

赵子叔叔长舒一口气,活动了一下身体,问:"你们怎么找到我的,毛毛,跑得挺快呀!"

"毛毛是我们学校的运动健将呢!"田小七夸赞道。

又被夸奖了,毛毛不好意思地笑了,一边谦虚:"哪有,灵芝比我跑得快!"心里暗自想:以后一定努力,争取继续被夸,被夸的感觉真好!

"还有我呢!"灵芝不知道从哪里窜了出来。

"你们的爷爷呢?"赵子叔叔问。

"爷爷在哪里? 我们也不知道呢!"田小七回答道:"我们等了好久,您也没回来。爷爷很担心,就去找您,结果他也没回来。于是我们就去找您和爷爷。我们找到您了,可爷爷不知道去了哪里?"

说话间,小茯苓和林夏夏赶到了。

"运动冠军,跑得真快! 真厉害!"林夏夏看着毛毛说。

"嘲笑我?"毛毛挠了挠头。

"不是嘲笑,是真心佩服!"林夏夏真诚地说。

赵子叔叔说:"昨晚我发现了那个小木屋,就想悄悄地趴在窗户边,观察一下情况,结果被打晕了,醒来后就发现被塞住了口,绑住了手脚。我一直没见到邱叔,他到底去哪里了,我也不知道。"

小茯苓又高兴,又不安。高兴的是找到了赵子叔叔,救出了田小七,不安的是爷爷究竟去了哪里?不免更加担心爷爷。

赵子叔叔说:"不行,我要回去!"

"您要回去,多危险呀!好不容易才逃出来。"林夏夏说。

"我得回去,邱叔不知道怎样了?还有那些坏人到底干了什么坏事,我要去看看。"赵子叔叔坚定地说。

小伙伴们也觉得赵子叔叔说的有道理。

田小七说:"赵子叔叔,我们听您的,可咱们得准备几件武器吧?"

这回轮到赵子叔叔不好意思了,他挠了挠头,说:"对不起，我被打晕的时候，武器都被他们收走了。"

"那，我们就随机应变吧，赵子叔叔。"田小七说道。

几个小伙伴们跟着赵子叔叔，返回到那座可怕的房子，到底里面藏着什么？这是大家既害怕又想知道的事情。

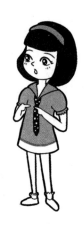

可怕的房子

赵子叔叔透过窗户观察了一会，回头对孩子们说："好像没人呢，我们进去看看，到底里面有什么？"

重新走进那个阴森森的木屋，小伙伴们心里紧张极了，只见有一个房间门紧紧地关着。赵子叔叔使劲地踢了几下，门开了，里面的景象吓坏了几个小伙伴。

地上散落着几个笼子，笼子里关着五六只穿山甲，笼子外面有一个大盆，里面盛着满满一盆血水，地上也是斑斑血迹。

"啊！"林夏夏感觉踩到了什么，低头一看，吓得大叫起来。随着林夏夏的尖叫，大家这才注意到，盆的旁边放着一只被剥了皮的穿山甲。

"他们在干什么？"突如其来的景象让小茯苓惊恐不已，

132

林夏夏的脸色变得煞白。

赵子叔叔回答："穿山甲的鳞片可以做成药，能卖钱，还有很多人喜欢吃穿山甲！"

"可是，我爸爸说穿山甲是国家二级保护动物，不能再用这种药了！当然更不能吃了！"小茯苓抗议说。

"是的。可有些人为了钱，为了美味，什么事情都能干出来！这些人才不管是不是保护动物呢！所以我们要保护大森林，保护这些快要灭绝的野生动物！"赵子叔叔有些愤怒。

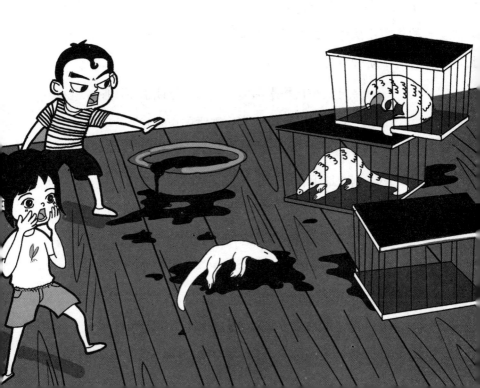

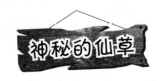

"我们快把活的穿山甲救出来吧!"田小七提议。

"还是先想想怎么救自己吧!"一个冷冰冰的声音从背后响起来。

大家吓了一跳,转过身去,眼镜举着猎枪,冷冷地看着他们。

"你这个人,多管闲事,没事找事!"眼镜用枪指着赵子叔叔。

"你这个小孩,就知道你有猫腻!"眼镜用枪恶狠狠地指了指田小七,"还有你们几个,只怪自己命不好吧!"眼镜用枪指着小伙伴们,拉了一下枪栓,扣动了扳机。

只听到"砰"的一声!

"不!!!"小茯苓眼泪涌了出来,她闭上了眼睛。

"没事,孩子,没事!"多么熟悉的声音!

小茯苓睁开眼睛一看,发现爷爷带着一些警察冲了进来,眼镜倒在地上,痛苦地捂着手腕,鲜血直流,被几个警察带走了。

"爷爷,您去哪里了呀?吓死我了!"小茯苓的情绪爆发了,趴在爷爷胸口哭起来。

"您去哪里了？"赵子叔叔也很好奇。

"那天你去了没回来，我就担心了，去找你的时候，看到这个木屋，本想偷偷进来找你，可是路上碰到两个人，诺，就是这两个。"爷爷指了指蹲在地上的两个人。大家这才发现，地上蹲的胖子和瘦子，正是保龄球和稻草人。

"我听他们聊了一会，知道他们把你抓起来了。但是屋子里应该有4个人，我手里没有武器，不能蛮干，就赶紧去搬救兵了。"

"爷爷，你也不跟我们说一声。"小莜苓用撒娇的口吻责怪爷爷。

爷爷说："得救人呀！时间很宝贵，当时只能尽快跑出去找人。对了，应该还有一个人呢？"

赵子叔叔和几个小伙伴笑了，说："那个人在坑里呢！"

"在坑里？"爷爷很奇怪。

"是的，被娃娃们合力引入了那个陷阱。"赵子叔叔很自豪地看着小伙伴们。

爷爷突然想起来那个陷阱，恍然大悟。

"那你们怎么都回到木屋来了？"爷爷问。

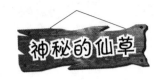

田小七讲了一遍事情的来龙去脉，爷爷摸摸小伙伴们的头，说："这就是我们勇敢的孩子们！赵子，咱们后继有人了。"

再说警察们这次收获真的很大，除了六只穿山甲，还有一只黑熊，又搜出两只麝和一张老虎皮。

"这些都是濒临灭绝的野生动物！这帮坏蛋！"赵子叔叔愤愤地说。

"他们为什么这么残忍？"小茯苓心里很难过，忘不掉被残忍杀害的穿山甲。

"关键是还有很多买家，喜欢吃野生动物，喜欢用野生动物皮毛做的衣服！动物越珍贵，越稀少，他们越喜欢！"赵子叔叔痛恨这些偷猎者，同时也痛恨那些买卖者。

"没有买卖就没有杀戮！我一辈子也不穿动物皮毛做的衣服！也不会吃野生动物！""我也是！""我也是！"几个小伙伴纯真的眼神中透出无比的坚定。

灵芝看到哥哥姐姐们的眼神，也坚定地跟着说："我也不穿！我也不吃！"

"爷爷，我知道您为什么不打猎了，为什么不离开这片森林了！"小茯苓突然明白了很多。

偷猎者和猎物被警察带走了，森林又恢复了往日的宁静。

爷爷笑呵呵地对小伙伴们说："娃娃，咱们也回家吧！"

"走啦！"小伙伴们欢呼道！老二也一个劲地摇着尾巴，好像也听懂了。

"可是，我怎么记得还有一个人，带着墨镜。"田小七说。

"那个家伙跑了，但是只要他做坏事，我们一定不放过他！"赵子叔叔说。

"还有，夜晚的救命声是谁发出的呢？是谁在求救呢？"小茯苓还是有些疑惑。可是，没有人回答，因为没人知道……

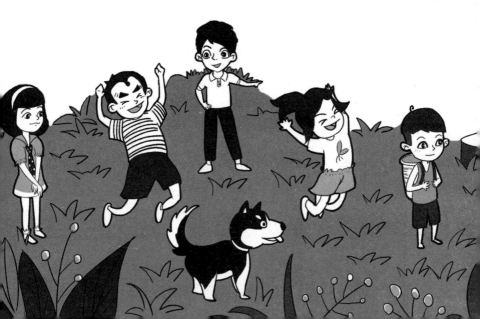

夺命的母子

　　收获了仙草，抓住了偷猎者，大家的心情一下就放松了。回家的路上，小伙伴们一路观赏着森林里的景色。

　　"大家快看呀，这里怎么有一片积雪呢？这不是夏天吗？怎么会有积雪呢？"小茯苓指着山涧里，兴奋地喊起来。

　　"我们来的路上怎么没看到呢？"毛毛好奇了。

　　"因为你们来的路上，眼睛一直在草丛里，心里一直装着人参，什么景色都入不了你们的眼睛了。"赵子叔叔笑了。

　　"这是不是因为在山的北面，常年晒不到，所以积雪一直融化不了？"田小七问道。

　　爷爷说："是的，孩子。"

　　只见山涧里，白皑皑的雪中，却有一片片紫罗兰色的花朵，在白雪的映衬下，显得分外妖娆。

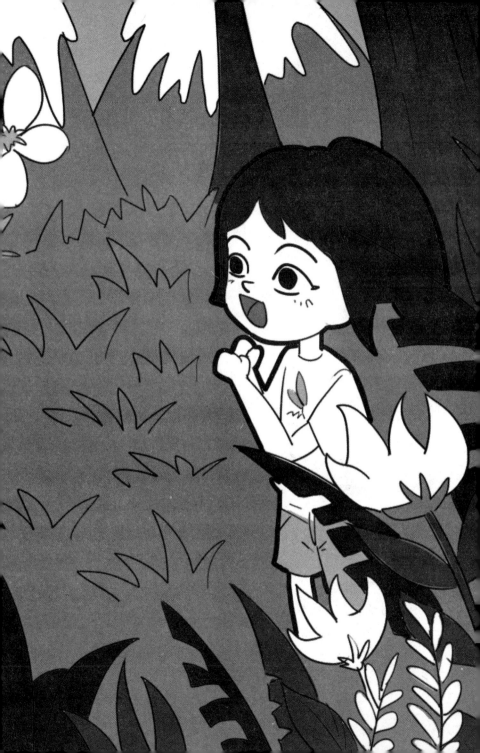

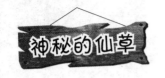

"这是什么花？真美呀！"小茯苓由衷地赞叹。

"这是乌头开的花，乌头这种植物，喜欢长在阴寒的地方。"爷爷说。

"乌头，也是中药吗？"小茯苓来了兴趣。

爷爷点点头，"是的，乌头也是中药。"

"乌头用的是花吗？"田小七问。

爷爷笑着说："乌头用的是根，你可以挖出来看看是啥样的？"

小茯苓的好奇心被激发了，动手挖了起来，不一会就挖出了乌头的根，胖胖的，有点圆锥形，旁边带着一个小根，有些小可爱呢！

看着这胖胖嫩嫩的根，小茯苓好奇心又开始作祟，忍不住想放在嘴里尝尝。

爷爷一把夺过来："别吃，有毒！！！"

"这么美的花，这么可爱的根，有毒？"小茯苓不信。

爷爷问："难道你们不知道在大自然里约定成俗的规律，越是美丽的东西越有毒吗？"

"这个，好像听说过。比如毒蛇，越有毒越美！"小茯苓确实听过这种说法。

林夏夏也想起了什么："爷爷，我知道，比如说鹤顶红，鲜红色，很漂亮，但却是传说中有名的毒药，对吗？"

爷爷又笑了："鹤顶红本身并没有毒。"

"鹤顶红没有毒？它不是传说中的毒药吗？"林夏夏不太相信。

爷爷说："毒药鹤顶红，指的不是鹤的头顶。只是古人认为鲜艳的东西往往有毒，因此以鹤顶红来命名毒药。"

"不是鹤的头顶，那是什么？"小茯苓追着问。

"你们知道刮骨疗伤的故事吧？知道关羽中的是什么毒吗？"爷爷没有回答这个问题，却接着提了一个问题。

小伙伴们都知道华佗为关羽刮骨疗伤的故事，可是至于关羽中的什么毒，这个可没人知道，几个小伙伴面面相觑。

"爷爷，您别卖关子了，告诉我们吧。"小茯苓使出撒娇的办法，将爷爷一举拿下。

"毒药鹤顶红据说是砒霜。而关羽中的毒，则是小茯苓刚才要吃的乌头根，这才是毒药。

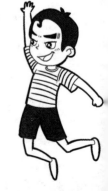

别看乌头花漂亮，乌头根可爱，但却是毒药，还是两种毒药！"爷爷严肃地说。

"有毒？还是两种毒药？还是中药？"孩子们都懵了。

中药不是没有毒吗？毛毛忽然想起了大街小巷贴的广告——纯正中药，无毒副作用。

"那是骗人的广告。我听爸爸说，古人叫中药为毒药呢，因为是药三分毒！无论中药西药，都有毒。"田小七纠正说。

"是的，中药既是毒药，也是良药。用对了是良药，用错了就是毒药。还记得我给你们讲的人参吗？"爷爷的话让大家恍然大悟。

"千万不能乱用药。"林夏夏总结。

"你们看看小茯苓挖的乌头根，上面的根叫母根，母亲的母，这是一种药，叫川乌。"

"不久川乌会生出孩子，就是这个子根，也是一种药，叫附子，两种药的关系，就如孩子依附在妈妈身边，被称为子根和母根。"爷爷指着乌头根说。

"它们的作用很像，但是也不太相同。但是这对母子却都是有毒的中药，处理不好会中毒，严重的可以夺人性命!"爷爷的话,把小伙伴们吓了一跳!

小茯苓不解地问:"可毒性这么大,怎么能成为中药呢?"

爷爷反问:"有毒的药物怎么不能入药呢?其实什么事都有双面性,乌头也是这样。它的母根和子根虽然都有毒,但是可以通过长时间的煎煮来降低毒性。当地人经常把乌头根采回来,然后洗干净,和肉一起炖,可以祛寒。但是煮的时间要很长,直到没有麻舌感。"

林夏夏问:"什么叫麻舌感?"

"就是舌头尝一尝,感觉不麻了。很多中药的毒性都可以通过长时间的煎煮来降低或消除,麻舌感常可作为一个判断毒性高低的标准。"爷爷解释道。

"我可不敢吃,就是饿死也不吃。"毛毛吐了吐舌头。

"知道因噎废食的意思吗?"爷爷问。

"知道,就是讲因为有人吃饭噎死了,就想让天下人都不吃饭,防止被噎死。后来比喻因小而废大或怕做错事而索性不干。"田小七的学霸本色再次呈现。

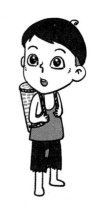

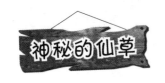

"学得不错。是药三分毒，我们不应该因为有毒而害怕中药，人参倒是没毒，但是吃错了照样能害人呀！咱们应该全面了解中药之后，再去使用。"爷爷解释说。

"这就叫知己知彼，百战不殆！"田小七补充。

"既然是毒药，那怎么治病？治什么病？"小茯苓按捺不住好奇心了。

"比如说母亲川乌，善于治疗寒病，人们感受寒邪引起的疾病。"

"比如我爷爷的老寒腿？一到冬天我爷爷就腿疼，一冷就疼得厉害，暖和之后就能减轻，这是不是寒病？"田小七迫不及待地问。

"爷爷，我刚来森林的那天，因为喝了凉的山泉水而肚子疼，那是不是寒病？您给我熬了一碗生姜红糖水，就治好了我的肚子疼，生姜也是热的？"林夏夏突然领悟了。

"是的。"爷爷点点头。

"哦，再比如有些阿姨爱美，大冬天穿裙子，上面裹得挺严实，下面光着腿呢，是不是能冻着腿，是不是容易腿疼。我妈妈就是这样，以前到了冬天还一直穿裙子，我爸爸劝她，不让她穿，可她也不听。可是近几年，一到冬天，她就腿疼，不敢穿裙子了，得穿棉裤才行。这种情况是不是可以用川乌、附子这样的热药来治疗？"小茯苓开始举一反三了。

小伙伴对中药不断的思考，让爷爷感到很欣慰。爷爷接着说："你们都学会推理了，你们说的都对，比如肚子疼、关节疼，都可以用热性的药来治疗，比如生姜，比如附子，比如川乌。但是只有严重的寒病才用附子和川乌治疗。因为附子和川乌虽然作用好，但毒性也大。但严重的病，单独一味川乌或附子可不行，还要组成方子才行。"

"什么叫方子？"孩子们的问题一个接一个。

"方子就是中药的组合，就是中药组成一个团队，每种药都有自己的职责，共同配合，一起治疗疾病，帮助人体恢复健康。就像你们仙草探险队，互相帮助，共同完成任务。"

爷爷的解释让小伙伴们都明白了，原来中药和人一样，有时候作独行侠，大部分时候也需要有团队。人有了团队，才能走得远一些；药有了团队，才能治疗严重的、复杂的疾病呀。

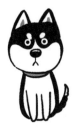

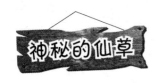

"川乌不仅仅能治疗寒病，还能止痛，止痛的效果特别好，是大森林里自产的止痛药。"爷爷望着这些对中药充满兴趣的孩子，继续讲。

田小七好奇地问："那它的孩子附子呢，是不是作用要弱一些？"

爷爷笑了："孩子可不一定比母亲差，你们几个长大了，都有超过父母的可能。再说附子长大了，就会变成川乌，然后生出附子，往复循环。"

一路走来，爷爷的话让小伙伴们感受到不一样的中药。中药那么生动有趣，仿佛是一个一个的人，有自己的性格，有自己的作用。有时候是单打独斗，有时候是共同战斗。

"好了，好了，大家的提问暂时到这里。帮我挖几颗乌头带回去，咱们该回家了。"爷爷提醒大家。

回家，意味着舒适的床铺，好吃的饭菜，还有妈妈的唠叨，孩子们一阵欢呼。

除了小茯苓，她总有一种奇怪的感觉——自己好像还有什么任务没有完成。

解铃还需系铃人

马上要离开爷爷家了，吃完晚饭，小茯苓召集大家开了个小会。

"咱们马上要回家了，可得完成最后一件事!"小茯苓说。

"是帮灵芝上学吗?"田小七马上想到了。

"嗯! 他这么小就没父母了，又上不了学，太可怜了! 咱们要想办法帮帮他!"小茯苓眼角湿了。

"怎么帮他呢? 咱们国家中小学都是免费的，只需要交教材费。主要是他爷爷压根就没想过送他去上学!"田小七思索了一会，说。

"做通他爷爷的工作。"毛毛突然说，他经常听老师说要做通他父母的工作，他也记下来这个词了。

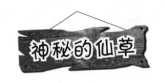

"对，毛毛说得对，去灵芝家看看去。"田小七提议。

从爷爷那里打听到了灵芝家，村子很小，并不远，一会就到了。

但小伙伴们从没见过这么破旧的房子，院子里也空荡荡的，只有几根废柴。

"干什么呢！这么慢！快点给我拿过来！"一个男人大声的吼叫，把几个小伙伴吓了一跳。

大家透过窗户一看，一个老人斜躺在床铺上，拿着酒瓶子，正高声训斥着一个孩子。那个孩子低着头，站在墙角里，他正是灵芝。

毛毛见状，气愤地要冲进去。

小茯苓赶忙拉住毛毛，示意他去一边商量。

"怎么办？太过分了！他怎么这样对待小灵芝！"毛毛脸涨得通红，气愤地说："我要告他去！"

"其实，我想他可能也有苦衷。"小茯苓说。

小茯苓的话把毛毛气坏了。"他能有什么苦衷？"

"他想念自己的儿子，所以借酒消愁！"小茯苓记得好朋友陈明宇的爸爸去世后，他也从一个快乐的小男孩变成了一个沉默寡言的人。

田小七点了点头，表示赞同："是的，有些人在遭受重创之后，就会借助一些消极的办法去躲避。"

"什么？"毛毛对其中的一些词还不太明白，但大体意思明白了。"那怎么帮小灵芝呢？"

小茯苓皱着眉头想了一会，和几个小伙伴咬了一下"耳朵"，就这么办！

夜更加深了，灵芝的爷爷继续喝着酒，突然听到房子外面有一些奇怪的声音，似乎还有敲门声。

他跟跟跄跄地推门出去，却看到一个穿白衣的人，在黑夜里影影绰绰的。

"你是谁？"灵芝的爷爷醉醺醺地问。

"是我，爸！我来看您和灵芝。"

"啊！"灵芝的爷爷一个激灵，就要冲过去！

"爸爸，您别过来了，我也回不去了，只能来看看您和灵芝。"

"孩子，我想你啊！你走之后，我也不想活了！"灵芝的爷爷哭着跪在了地上。

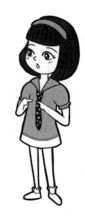

"爸，您千万别这样想！还有灵芝呢！还有，您一定要答应我一件事！"

"孩子，什么事我都答应你！"灵芝的爷爷泣不成声了。

"爸爸，灵芝是我生命的延续，您一定帮我把灵芝好好地养大！供他上学！像爱我一样爱他！"

"好好，我都答应！孩子，我就想你能回来，我就想见见你。"灵芝的爷爷往前摸索着，想触摸一下儿子。

"我回不去了，爸。但以后我一定会来看您！"说完，白衣人就慢慢地升起来，消失在黑夜中了。

话说这边灵芝的爷爷哭得一塌糊涂……

那边几个小伙伴却忙得不亦乐乎。

小茯苓、林夏夏和毛毛一起慢慢放着绳子，一点点把田小七放下来。

田小七到了地上，立刻脱下披着的白衣服，说："快闷死我了！"

"你还真厉害，说话的声音和我爸爸真有些像呢！"灵芝夸奖道。

"那是你教得好。"田小七自谦。

150

"管用吗？"灵芝还是不放心。

"应该行！你爷爷之所以变成这样，主要是你爸爸去世的原因。他太思念你爸爸了，以至于忽视了你。"小茯苓分析说："解铃还需系铃人。所以我们扮成你爸爸，去说服你爷爷。别人说没用！"

"还有，灵芝，这个你拿着。这是我们几个哥哥姐姐凑的钱，都是我们攒的压岁钱。给你买书用，一定要好好读书！"小茯苓把几个伙伴凑好的钱递给灵芝。

灵芝从没被人这么疼爱过，他一把抱住了几个哥哥姐姐，再也不想分开。

第二天早上，爷爷醒过来了，看了一眼做早饭的孙子，说："灵芝，你过来！"

"干嘛？爷爷？"灵芝装作什么都不知道。

"吃完早饭，你去打听一下，上学要什么东西，咱们抽空去买点。"爷爷起身，碰倒了一个酒瓶子，他拿起扔到一边，自言自语地说："不能再喝了，得给孙子攒钱了。"

成功了！灵芝激动地要跳起来了。

再见了，大森林

马车上。

几个小伙伴因为连日的疲劳睡着了。

爷爷驾着马车，只有小茯苓醒着。

小茯苓刚刚经历了一场真正的探险，见到了神秘的人参，她很激动，更重要的是，她学习了很多有趣的知识，等开了学，她要写下来，讲给同学们听，同学们一定没有听过，这才是真正的中药故事呢。

小茯苓想：田小七不但是个学霸，还是个真正的男子汉呢！还有毛毛，平时那么调皮，她都不想带他来，可是现在感觉他还挺讲义气。林夏夏呢，平时看着那么娇气，可关键时候也挺不错的，总之几个人在一起的感觉真好。

"想什么呢？"爷爷看宝贝孙女又出神了。

"爷爷，我还有个问题，咱们挖人参这么不容易，可是听爸爸说市场上的人参并不贵呀！"

　　"便宜的人参可不是咱们挖的人参，那是人们种植的人参。"

　　"爷爷，为什么人参都可以种植了，您还去挖人参？"

　　"孩子，那可不一样。种植的人参叫园参，是不能完全代替我们挖的人参，我们挖的人参叫野山参。"

　　"野山参？"

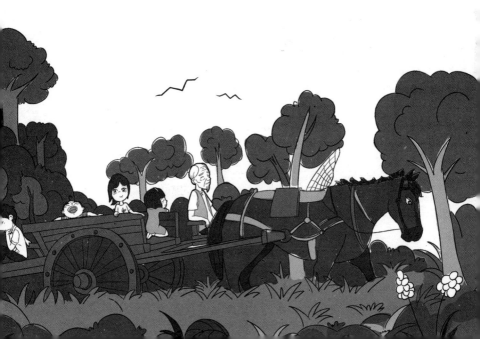

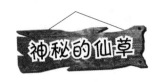

"是的，人参是一种独特的生灵，它的生长集中了天地的精华之气。在园子里长大的人参，被化肥催熟，几年就可以入药，根本无法代替野山参。比如野山参能救人，园参就未必了。"

"哦，那野山参比园参的作用强这么多呀！爷爷，我也想做一棵野山参，自由自在地生长，是不是也能发挥更大的作用呢！可我怎么感觉自己就像一棵园参呢，什么都被限制住了，感觉像被圈养起来，什么也做不了。"小茯苓突然想起了什么，一脸的不开心。

爷爷没说话，只是用深邃的眼睛望着小茯苓……

结尾

不知道什么时候，田小七醒了，他问小茯苓："我迷迷糊糊的，怎么听你说还有下一次探险，记得一定带着我呀！"

"那必须的！咱们4个人谁都离不开谁。"小茯苓调皮地笑了。

"那你下一次要去哪里探险？"毛毛也醒了，突然提问。

"去一个神奇的、美丽的、广阔的，充满神秘故事的地方！去认识更多的中药！妙不可言！"小茯苓学着外交官的样子，耸了耸肩膀，说："现在无可奉告！下个学期，等着我！"

中医药知识小学堂

1. 百草之王：人参

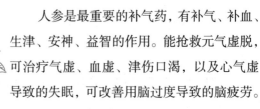

人参是最重要的补气药，有补气、补血、生津、安神、益智的作用。能抢救元气虚脱，可治疗气虚、血虚、津伤口渴，以及心气虚导致的失眠，可改善用脑过度导致的脑疲劳。

但是需要注意的是，没有气虚表现的人，不适合用人参，否则会引起流鼻血等不适症状。儿童如果没有肾气虚的表现，也不适用人参，否则会引起性早熟。

2. 消肿的神奇紫花：紫花地丁

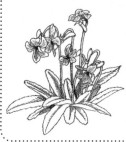

紫花地丁有清热解毒、凉血消肿的作用。可治疗各种疮痈，主要表现为红肿热痛，以及毒蛇和蚊虫咬伤，可外用，也可内服。尤其善于治疗疔疮，又开紫花而根深如钉，由此而得名。

3. 止血两兄弟：大蓟和小蓟

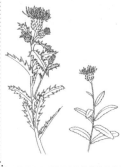

两兄弟均有凉血止血、散瘀解毒消痈的作用。均可治疗各种出血，包括血热出血、外伤出血等。其中小蓟善于治疗尿血和血淋，大蓟多用于治疗吐血、咳血和崩漏等。

4. 大自然的创可贴：白及

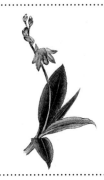

　　白及有收敛止血、消肿生肌的作用，对伤口有黏附性止血的作用。内服可治疗各种出血，尤善于治疗咳血、咯血、吐血和呕血；外用可治疗疮痈、烧烫伤等，尤其是皮肤皲裂，可用白及研末，麻油调好，敷在患处。

5. 人参的近亲：三七（人参、西洋参、三七同属五加科）

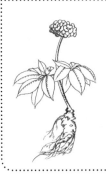

　　三七有化瘀止血、消肿止痛的作用。三七是骨伤科的要药，是著名中成药云南白药的重要组成药物。可治疗各种出血和瘀血证。

6. 夺命母子之母：川乌

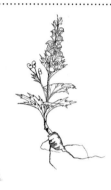

川乌毒性比较大，需要炮制入药，另需长时间煎煮，才可降低其毒性。川乌有祛风除湿、温经止痛的作用。川乌散寒力比较强，可治疗以疼痛为突出表现的风寒湿痹，以及其他的寒证。川乌的止痛作用也比较显著，可以治疗各类疼痛，古人还将其作为麻醉止痛药。

7. 夺命母子之子：附子

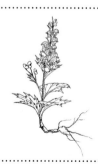

川乌和附子虽为母子关系，作用重点却不相同。附子有补肾阳和散寒止痛的作用，可抢救亡阳虚脱，治疗阳虚证，也能和川乌一样治疗各种寒证。

图书在版编目（CIP）数据

神秘的仙草 / 朱姝著 . —北京：中国医药科技出版社，2018.7

（中医药世界探险故事）

ISBN 978-7-5214-0345-9

Ⅰ . ①神…　Ⅱ . ①朱…　Ⅲ . ①中国医药学－少儿读物

Ⅳ . ① R2-49

中国版本图书馆 CIP 数据核字 (2018) 第 131866 号

美术编辑　　陈君杞
版式设计　　锋尚设计

出版　　中国健康传媒集团 ｜ 中国医药科技出版社
地址　　北京市海淀区文慧园北路甲 22 号
邮编　　100082
电话　　发行：010-62227427　　邮购：010-62236938
网址　　www.cmstp.com
规格　　880 × 1230mm　$\frac{1}{32}$
印张　　$5\frac{3}{8}$
字数　　70 千字
版次　　2018 年 7 月第 1 版
印次　　2021 年 9 月第 3 次印刷
印刷　　三河市百盛印装有限公司
经销　　全国各地新华书店
书号　　ISBN 978-7-5214-0345-9
定价　　19.80 元